Dr. Nadine Berling

Tibetische Medizin

Eine Einführung in das ganzheitliche Medizinsystem
der Tibeter am Beispiel ausgewählter
Heilpflanzen und Präparate

Dr. Nadine Berling

Tibetische Medizin

Eine Einführung in das ganzheitliche Medizinsystem
der Tibeter am Beispiel ausgewählter
Heilpflanzen und Präparate

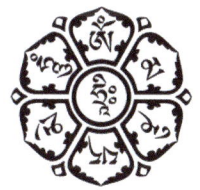

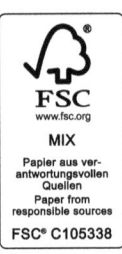

1. Auflage 2021

© Nadine Berling
Herstellung und Verlag:
BoD - Books on Demand, Norderstedt
Covergestaltung: Beatrice Tiple, Aachen
Umschlagabbildung: Adobe Stock
Fotos/Abbildungen: Nadine Berling, Adobe Stock

Printed in Germany

ISBN: 9783752659955

Inhaltsverzeichnis

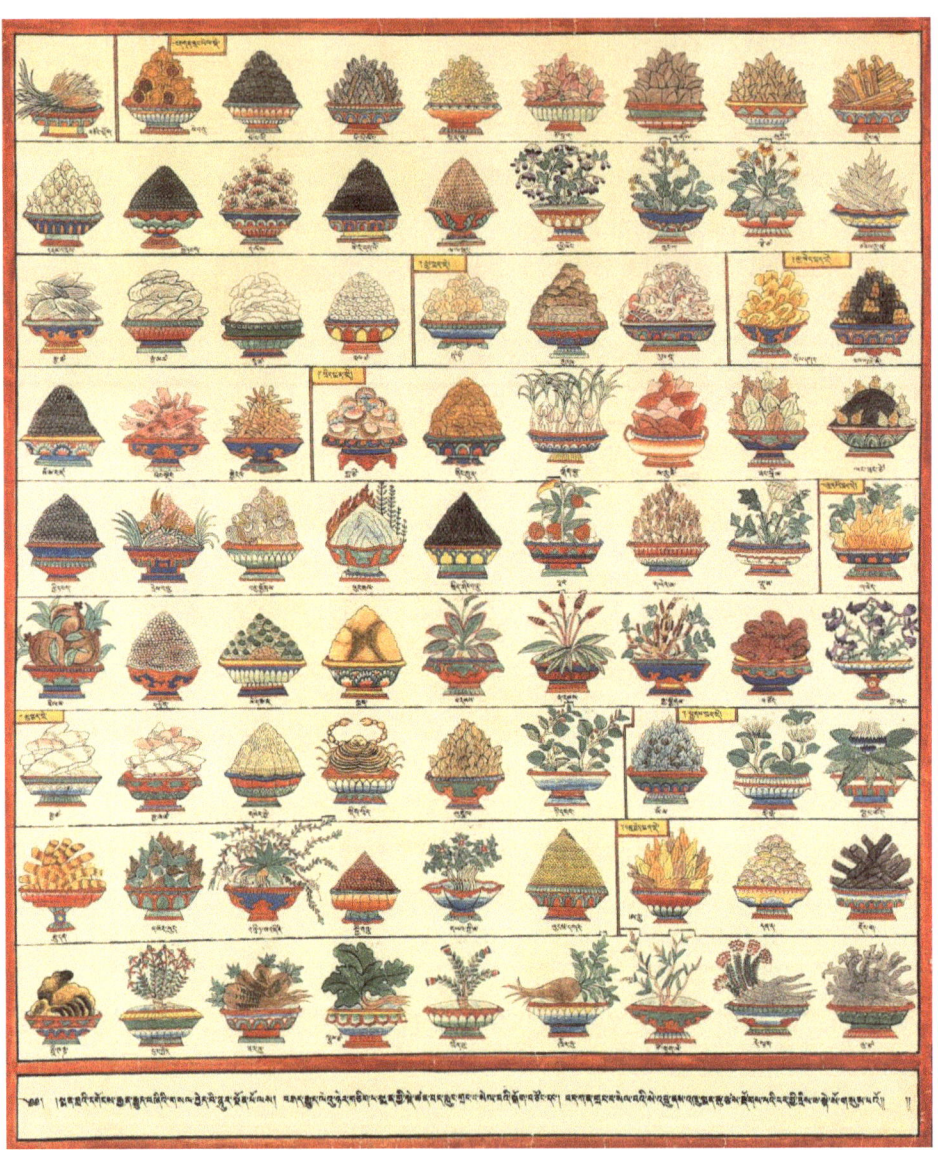

Tibetische Materia Medica: Medizinische Substanzen
(historische Darstellung)

Einleitung

Die Tibetische Medizin gehört zu den ältesten und vitalen Medizinsystemen der Welt. Im Gegensatz zu anderen traditionellen Heilverfahren, wie beispielsweise die ayurvedische Heilkunde und die Traditionelle Chinesische Medizin, begann die systematische und wissenschaftliche Erforschung der Tibetischen Medizin aber erst vor wenigen Jahrzehnten. Einer der Gründe hierfür ist, dass der Zugang zum Wissen vom Heilen über Jahrtausende nur auserwählten qualifizierten Menschen gewährt wurde oder solchen, die aufgrund der Generationenabfolge die Heilkunst erlernen durften. Im letzteren Fall wurde das Wissen z.B. vom Vater an die Tochter weitergegeben.

Sowohl die Sichtweise und die Vorgehensweise haben sich in den vergangenen Jahren verändert: Kurse über Theorie und Praxis in Tibetischer Medizin werden heute weltweit angeboten und von medizinischen, psychologischen und pharmazeutischen Fachkräften wie auch interessierten Laien mit zunehmendem Interesse in Anspruch genommen. Dieses Wissen kann in großen Teilen zur Vorbeugung, Linderung oder Heilung bestimmter Erkrankungen beitragen – im Osten wie im Westen. Dennoch klafft im Westen eine große Lücke hinsichtlich der Therapieoptionen auf, denn für die Behandlung von Beschwerden und Krankheiten werden in der Tibetischen Medizin überwiegend Kombinationspräparate auf pflanzlicher Basis eingesetzt. Sie sind bislang nach westlichen Qualitätsstandards kaum verfügbar. Ebenso bleibt die Frage nach den Wirkmechanismen, der Effektivität und Anwendungssicherheit eingesetzter Präparate in den meisten Fällen unbeantwortet.

Mit diesem Buch möchte ich erste Lücken in diesem Wissensnetz schließen. Die Inhalte und Informationen liefern einen ersten und grundlegenden Zugang darüber was die Tibetische Medizin ist, welche Heilpflanzen besonders häufig eingesetzt werden und welche Wirkungen deren Inhaltsstoffe auf den Organismus ausüben können. Weiterhin stelle ich Ihnen fünf verschiedene Präparate vor, die in der Tibetischen Medizin gängig sind und deren Effektivität nach Betrachtung der inhaltsstofflichen Zusammensetzung als plausibel erscheinen. Weiterhin werden diese Rezepturen als Nahrungsergänzungsmittel und in leicht abgewandelter Zusammensetzung in Deutschland hergestellt.

In diesem Sinne wünsche ich allen Leserinnen und Lesern eine spannende Lesezeit und eine gute Gesundheit.

Dr. rer. medic. Nadine Berling

8

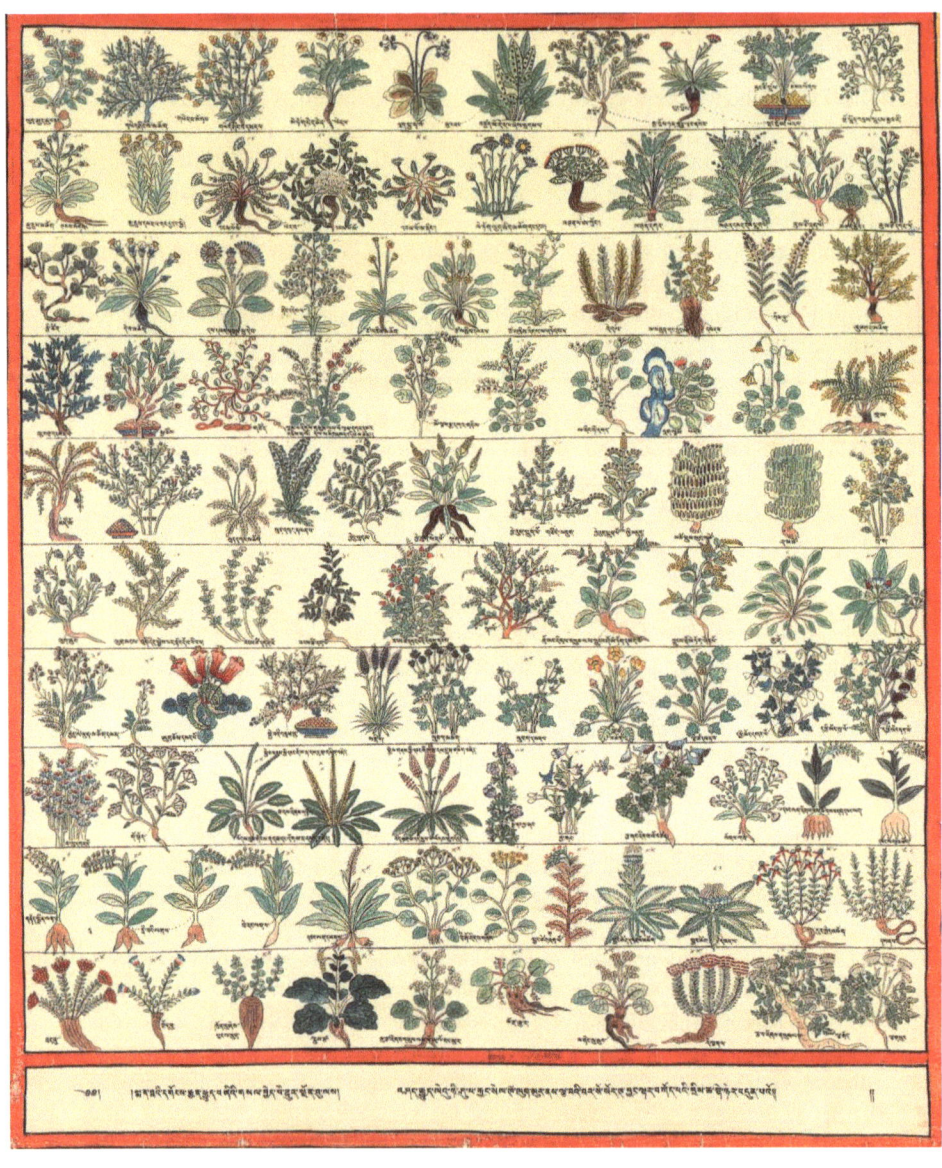

Tibetische Materia Medica: Heilpflanzen
(historische Darstellung)

Die Grundlagen der Tibetischen Medizin

Die Tibetische Medizin ist ein ganzheitliches Medizinsystem und darauf ausgelegt, die Gesundheit in Balance zu halten oder ins Gleichgewicht zurückzuführen. Praktiziert wird die Heilkunde von tibetischen Ärzten[1]. Sie führen medizinische Behandlungen durch und stellen zudem Medikamente nach traditionellen Rezepturen her, um sie an die Patienten abzugeben. Viele der Untersuchungs- und Behandlungsmethoden ähneln der westlichen Medizin, andere unterscheiden sich stark. Die Ziele sind jedoch dieselben: der Erhalt, die Besserung oder die Wiederherstellung der Gesundheit.

Die Tibetische Medizin gehört zu den ältesten Medizinsystemen weltweit und wird bis heute nach den überlieferten Traditionen praktiziert. Sie entwickelte sich in einem Land, das von den hohen, schneebedeckten Bergen des Himalayas und kargen, rauen Landschaften geprägt ist. Um von einem Ort zum nächsten zu gelangen, nehmen Menschen auch heute noch oft beschwerliche und lange Wegstrecken auf sich. Bis heute ist die autonome Provinz Tibet in China dünn besiedelt und durch die geographische Lage für Menschen aus Nachbarländern wie Indien, Bhutan und Nepal schwer zugänglich.

Die Hauptstadt von Tibet, Lhasa, liegt beispielsweise auf einer Höhe von 3.650 Metern über dem Meer. Zum Vergleich: Die Zugspitze ist der höchste Berg in Deutschland und weniger als 3.000 Meter hoch. Trotz der abgeschiedenen Lage Tibets fanden zu allen Zeiten In- und Auslandreisen statt. Mit diesen Exkursionen reiste das Wissen über die Tibetische Medizin durch Tibet und über die Grenzen des Himalayastaates hinaus. Gleichsam erweiterten Tibetische Ärzte ihren Wissensschatz durch heilkundige Personen aus Nachbarländern, etwa aus China, Indien und Persien. Gleichzeitig verbreiteten sie ihre Kenntnisse über die Heilkunde und bildeten Menschen in anderen Ländern aus. Dies ist der Grund dafür, weswegen die Tibetische Medizin in allen Ländern der Himalayaregion bis heute aktiv prakti-

---

[1] Zur Vereinfachung des Leseflusses wird die männliche Form verwendet. Frauen und andere Geschlechter sind aber mitgemeint, da Frauen ebenso wie Männer die tibetische Heilkunde ausüben.

ziert wird: Sowohl in Nord-Indien, Nepal und in Bhutan hat sich die Tibetische Medizin etabliert. Zeitweise reichte der Einfluss der Tibetischen Medizin noch weiter und breite sich bis in die Mongolei aus. Dort ist das Medizinsystem bis heute relevant.

Die Ausbildung zum Tibetischen Arzt

Es gibt drei Wege, um sich als Tibetischer Arzt zu qualifizieren: Der erste und traditionelle Weg ist die praktische Berufsausbildung. Sie dauert im Schnitt zehn Jahre. Während dieser Zeit vermittelt der tibetische Arzt theoretisches und praktisches Wissen über die Heilkunde. Eine praktische Berufsausbildung kann entweder bei einem niedergelassenen tibetischen Arzt oder im Kloster zusammen mit einer geistlichen Ausbildung stattfinden. Zudem kann die tibetische Heilkunde in Ausbildungszentren erlernt werden. Bis in die 1950er Jahre verfügten manche Klöster in Tibet bereits über Ausbildungszentren. Heute findet diese Ausbildung auch außerhalb von klösterlichen Einrichtungen statt und dauert zwischen vier und zehn Jahren. Diese Errungenschaft geht im Wesentlichen auf den Dalai Lama zurück, der nach seiner Flucht aus Tibet in der nordindischen Stadt Dharamsala Zuflucht fand und dort ein heute berühmtes Medizininstitut gründete, das unter dem Namen *Men-Tsee-Khang* (deutsch: Medizinhaus) bekannt ist. Ausbildungszentren für Tibetische Medizin gibt es inzwischen auch in Europa. In Tibet kann die Tibetische Medizin außerdem im Rahmen eines universitären Medizinstudiums erlernt werden.

Erfahrungswissen für eine gute Gesundheit

Leben und arbeiten ist in Tibet mit verschiedenen Herausforderungen verbunden: Im Hochgebirge ist beispielsweise das Wachstum und Vorkommen von Pflanzen limitiert und bis in die 1950er Jahre war das Pferd neben Fußmärschen das einzige Fortbewegungsmittel. Hinzu kommt, dass viele Tibeter als Nomaden lebten und sich je nach Jahreszeit an unterschiedlichen Orten aufhielten. Es gibt und gab aber auch Dörfer und Städte in Tibet. Sie waren in der Regel an ein Kloster angebunden.

Tibetische Ärzte sicherten damals die medizinische Versorgung indem sie die Menschen bei Krankheit aufsuchten. Während ein Hausbesuch heute nach einem Anruf beim Arzt erfolgt, wurde dieser damals entweder von einem Familienmitglied gerufen oder er kannte die Aufenthaltsorte der Nomaden oder der Dorfbewohner und suchte sie von Zeit zu Zeit auf. Dabei trug der tibetische Arzt stets eine Apotheke mit sich, um die geeignete Medizin verabreichen zu können (Donden, 1986).

Aufgrund der knappen Verfügbarkeit an pflanzlichen Lebensmitteln stellten tierische Produkte, etwa vom Yak, zusammen mit robusten Getreidesorten wie Gerste, lange Zeit eine wichtige Nahrungsquelle für die Tibeter dar. Lebensmittel sind aber nicht nur bedeutsam für die tägliche Ernährung, ihnen werden auch bestimmte Eigenschaften für die Gesundheit zugesprochen (Gonpo, 2002).

Warme Milch für eine bessere Stimmung
Menschen, die zu Traurigkeit neigen, wird angeraten häufig warme Milch aber kein eiskaltes Wasser zu trinken. Wer häufig von Magen-Darmbeschwerden betroffen ist, sollte hingegen öfters Fisch verzehren aber keine Zwiebeln essen (Gonpo, 2002).

Die Erkenntnisse tibetischer Ärzte basieren auf Beobachtungen und Erfahrungen, die über die Zeit weitergegeben wurden und erstmals im 8. Jahrhundert von dem tibetischen Arzt *Yuthog Yonten Gonpo*[2] der Ältere systematisch dokumentiert wurde. *Yuthog Yonten Gonpo* der Jüngere war ebenfalls ein bedeutsamer tibetischer Arzt. Er lebte rund 400 Jahre später (Men-Tsee-Khang, 1997).

Yuthog Yonten Gonpo der Ältere war zunächst vermutlich *Bon* Anhänger (Aussprache: Bön). Später konvertierte er jedoch zum Buddhismus. Er reiste mehrmals nach Indien und erweiterte dort seinen Wissensschatz. Seine Erkenntnisse nahm er in seine Aufzeichnungen auf, die als *Vier Leitfäden* (tibetisch: *rGyud bzi*, Aussprache: Gjü shi) veröffentlicht wurden. Die *Vier Leitfäden* wurden in den darauffolgenden Jahren zum Standardwerk der Tibetischen Medizin und in den kommenden Jahrhunderten mehrmals überarbeitet und weiter-

---

[2] Tibetische Namen, Ausdrücke sowie deutschsprachige Eigennamen werden kursiv gesetzt.

entwickelt. Bis heute sind sie das wichtigste Lehrbuch für angehende tibetische Ärzte. Es beginnt mit der menschlichen Physiologie und Krankheitslehre aus tibetischer Sicht und beinhaltet zusammenfassend alle wichtigen Informationen über Untersuchungsmethoden, deren Interpretationen und liefert einen Leitfaden für die Wahl der richtigen Behandlungsmethode (Men-Tsee-Kang, 1997).

Die Wurzeln der Tibetischen Medizin liegen in vorbuddhistischer Zeit

Die Tibetische Medizin wurde bereits vor dem 8. Jahrhundert praktiziert, was Dokumente aus der vorbuddhistischen *Bon* Tradition zeigen (Khro-ru-tze-rNam-gyi-gSung-rTsom, 2002). Allerdings war das 8. Jahrhundert für die Bewohner Tibets aus vielerlei Sicht von Veränderungen geprägt. Zum einen wurde der Buddhismus in Tibet eingeführt und löste die *Bon* Religion zunehmend ab. Komplett wurde die *Bon* Religion aber nie zurückgedrängt, es gibt sie bis heute. Zudem wurden zahlreiche Glaubensgrundsätze und Praktiken aus der *Bon* Religion in den frühen Buddhismus übernommen, sodass Götter und Geisterglauben sowie schamanistische Praktiken weiter Bestand haben. Sie spiegeln sich auch in der Tibetischen Medizin wider und machen Herleitungen etwa über die Entstehung von Krankheiten besser nachvollziehbar. Sowohl *Bon* Anhänger, Buddhisten aber auch Hinduisten glauben daran, dass die Natur beseelt und das Berge der Stammsitz von Göttern ist.

Gesundheit aus tibetischer Sichtweise

Tibetische Ärzte betrachten den Menschen als einen Teil eines grenzenlosen und übergeordneten Netzwerkes, in dem alles mit allem verknüpft ist und sich wechselseitig beeinflusst. Dieses Netzwerk setzt sich aus den Elementen Feuer, Wasser, Erde, Luft und Raum zusammen und wird auch als Makro-Kosmos bezeichnet.

Der Mensch ist wie jedes andere Lebewesen, jede Pflanze, jeder Stein und jedes Atom, ein Teil dieses übergeordneten Netzwerkes und bildet zugleich ein eignes Netz aus Feuer, Wasser, Erde, Luft und Raum (Mikro-Kosmos) (Rapgay, 1996).

Interaktionen sind alltäglich

Die Theorie von Makro- und Mikro-Kosmos ist mit bestimmten Kreisläufen, Interaktionen und Wechselwirkungen vergleichbar. Beispielsweise produziert jede Pflanze Sauerstoff, die wir Menschen zum Leben brauchen. Die Pflanzen wiederum benötigen Kohlendioxid für ihren Erhalt und für ihr Wachstum. Der Mensch und die Pflanze (jeweils ein Mikro-Kosmos) beeinflussen sich also wechselseitig, wobei es gleichgültig ist, ob der Mensch in Deutschland lebt, die Pflanze aber in Brasilien wächst: Die Interaktion findet global und übergeordnet statt, im Makro-Kosmos.

Bei einem gesunden Menschen befinden sich die Elemente aus tibetischer Sicht in einem ausgewogenen Gleichgewicht. Sie lassen sich aber nur schwer messen. Deshalb haben tibetische Ärzte ein vereinfachtes System entwickelt, das Rückschlüsse auf den Gesundheitszustand bzw. auf das Gleichgewicht der Elemente zulässt, genauer das System der *Nyes pa* (Aussprache: Nyä pa). Die *Nyes pa* sind für den Lebenserhalt unerlässlich und sie erfüllen spezifische Aufgaben im menschlichen Körper, zum Beispiel die Regulation der Verdauung und die Bildung des Geschmackssinnes. Zudem sind es Steuerungsmechanismen, die einen Einfluss auf die Persönlichkeit, die Konstitution und die Gesundheit des Menschen haben.
Tibetische Ärzte unterscheiden drei verschiedene *Nyes pa* (Rapgay, 1996; Men-Tsee-Khang, 1997):

1. *Wind* (tibetisch: *rLung*, Aussprache: Lung)
2. *Galle* (tibetisch: *mKris.pa*, Aussprache: Tripa)
3. *Schleim* (tibetisch: *Bad.kan*, Ausprache: Bäkän)

Die drei *Nyes pa* kommen in jedem Menschen vor, und zwar idealerweise genau zu jeweils einem Drittel. In der Praxis ist dies aber nur selten der Fall, sondern zumeist ist ein *Nyes pa* ausgeprägter als die übrigen. Dies zeigt sich nicht nur durch die Persönlichkeit, sondern hat Auswirkungen auf die individuelle Konstitution (Finck, 1997).

Bei ruhigen, nachdenklichen bis träumerischen Menschen ist der *Nyes pa Wind* zumeist ausgeprägter als die übrigen. Sie sind oftmals gerne für sich und fühlen sich in der Umgebung gleichgesinnter Menschen am wohlsten. Wer einem leichten Überhang an *Galle* hat, ist zumeist geschäftstüchtig, aktiv und fühlt sich unter anderen Menschen am wohlsten. Menschen deren *Nyes pa Schleim* am ausgeprägtesten ist, verfügen oft über Durchhaltekraft und sie handeln erst nach reichlicher Überlegung und mit Überzeugung. Haben sie sich ein Ziel gesetzt, setzen sie alles daran, dieses Ziel zu erreichen.

Die *Nyes pa* sind keineswegs statisch, sie verändern sich im Laufe des Lebens, im Verlauf der Jahreszeiten und sogar an ein und demselben Tag. Wer morgens beispielsweise voller Tatendrang und mit vielen Ideen aufsteht (*Galle* vorherrschend), kann am späten Nachmittag nachdenklich über die Geschehnisse des Tages grübeln (*Wind* vorherrschend) oder die Vor- und Nachteile eines neuen Projektes abwägen (*Schleim* vorherrschend).

Wie Krankheiten entstehen

Tibetische Ärzte führen die primäre Ursache für die Entstehung einer Krankheit auf eine Schieflage der *Nyes pa* zurück. Diese sind eng an die Persönlichkeit eines Menschen geknüpft (Gonpo, 2002).

- *Wind* **wird zu Begierde:** Die Gedanken von Menschen mit einem leichten Überschuss an *Wind* sind ständig in Bewegung: Ideenreichtum, Phantasie und Wünsche sind typisch für Menschen deren Konstitution durch *Wind* gekennzeichnet ist. Steigt der *Nyes pa Wind* jedoch unkontrolliert an, dann entwickelt sich daraus „Begierde". Sie zeigt sich, indem es einem Menschen zunehmend schwer fällt von etwas gedanklich und materiell loszulassen, oder durch Gedankenkreisen. Zudem wird der Drang zu konsumieren oder Dinge (unbedingt) besitzen zu wollen auf einen ausgeprägten Überschuss an *Wind* zurückgeführt. Diese Eigenschaften bilden die Grundlage für die Entstehung von *Windkrankheiten*.

- *Galle* **wird zu Hass:** Geschäftstüchtigkeit, Durchsetzungsvermögen und der Drang etwas bewegen zu wollen, sind Eigenschaften für Menschen mit einem Überhang an *Galle*. Eine krankhafte Tendenz tritt dann ein, wenn betroffene Menschen persönliche Errungenschaften als wertvoll und gerecht empfinden aber anderen Menschen keinen Erfolg gönnen. Wer zudem neidisch auf die Errungenschaften anderer blickt und sogar Hassgefühle empfindet, ist dadurch aus tibetischer Sicht besonders anfällig für *Gallekrankheiten.*

• *Schleim* **wird zu Verblendung:** Menschen mit einem leichten Überhang an *Schleim* können im Allgemeinen ihre Fähigkeiten und ihr Wissen richtig einschätzen. Ist der *Nyes pa Schleim* jedoch übermäßig stark ausgeprägt, dann neigen betroffene Menschen zu Selbstüberschätzung und Egoismus, was in der Tibetischen Medizin als Verblendung bezeichnet wird. Auch reagieren Betroffene empfindlich auf Kritik. Dadurch wird die Grundlage für *Schleimkrankheiten* gelegt.

Einteilung in Wärme und Kälte

Alle Erkrankungen, die auf *Wind* oder *Schleim* zurückzuführen sind, haben einen kalten oder kühlen Charakter. Aus ihnen entwickeln sich Kältekrankheiten. Krankheiten, deren Ursache der Überschuss an *Galle* ist, zeigen sich durch Wärme oder Hitze. Daraus entstehen Hitze- oder Fieberkrankheiten (Gonpo, 2002).

Vermutlich kennt jeder Mensch das Gefühl durch Mitmenschen zu Unrecht kritisiert zu werden oder die Empfindung, dass einem etwas zusteht, aber ein anderer dies bekommt. Aus tibetischer Sicht führen diese Empfindungen zu einer kurzzeitigen oder langfristigen Zunahme eines *Nyes pa*: Vergehen die negativen Gefühle und Gedanken etwa nach einer Aussprache wieder, dann führt der kurzzeitige Anstieg des *Nyes pa* noch nicht zu einer Krankheit. Manifestieren sich die unguten Gefühle und Gedanken hingegen dauerhaft, wird der Mensch krank oder die Anfälligkeit für die Entstehung von Krankheiten steigt an.

Die Entstehung von Krankheiten wird aber nicht nur auf ein Ungleichgewicht der *Nyes pa* zurückgeführt, sondern es werden zusätzlich vier Begleitfaktoren berücksichtigt (Gonpo, 2002):

1. **Zeit:** Besteht langfristiger oder dauerhafter Überhang eines *Nyes pa*, begünstigt dies die Entstehung einer Erkrankung maßgeblich.
2. **Ernährung:** Wer sich unausgewogen und entgegen seiner Konstitution ernährt, wird dadurch anfälliger für bestimmte Erkran-

16

kungen. Mit der Ernährung kann im medizinischen Kontext aber auch eine Lebensmittelvergiftung gemeint sein, die zu Beschwerden etwa im Magen-Darmbereich führt.

3. **Lebensweise:** Die tägliche Meditation und die Praktizierung von Mitgefühl tragen zur Prävention von Krankheiten bei. Wer hingegen viel Stress hat, sich wenig bewegt oder raucht, steigert dadurch die Anfälligkeit für Krankheiten weiter.

4. **Dämonen und böse Geister:** Manche Erkrankungen entstehen ohne erkennbare Ursachen. Dies führen Tibeter aufgrund der historischen Sichtweise auf Dämonen oder böse Geister zurück.

Wissen über die Entstehung von Krankheiten reift über die Zeit
Auch in Europa reifte das Wissen über die Entstehung von Krankheiten und die Rolle von Krankheitskeimen wie Bakterien, Pilze und Viren erst seit dem späten 19. Jahrhundert heran. Zuvor praktizierten die meisten Ärzte nach den Grundsätzen eines Medizinsystems, das in der Antike entstand und Humoralpathologie heißt. Auch ein Verständnis zum Beispiel für die Ursachen von Autoimmunerkrankungen, Krebserkrankungen Allergien und Unverträglichkeiten entwickelte sich mit der Zeit und ist noch längst nicht abgeschlossen.

Krankheit entsteht aus tibetischer Sicht also erst, wenn verschiedene Faktoren zusammentreffen. Viele davon können von dem Menschen selbst beeinflusst werden, andere nicht oder nur bis zu einem gewissen Grad.

In der Tibetischen Medizin sind 404 verschiedene Krankheiten bekannt und 84.000 Störungen (Donden, 1986). Viele Krankheitsnamen bleiben auch nach einer Übersetzung weitestgehend unverständlich. Sie können aber genauer beschrieben werden und werden dadurch greifbarer.

Sorgen in Verbindung mit ungeeigneter Ernährung lösen „Magenkälte" aus
Magenkälte (*Pho-rLung* = *Magen-Wind*) wird durch übermäßiges Grübeln in Kombination mit einem zu hohem Verzehr von kalten und fettarmen Speisen wie Orangen und Weizenmehlprodukten, sowie durch den übermäßigen Verzehr von rohem Obst und Gemüse

ausgelöst. Der Patient leidet an starkem Magendruck, Blähungen, Aufstoßen, brennendem Gefühl im Magen, Schluckbeschwerden, Schmerzen bei leerem Magen und Schlafstörungen.

Maßnahmen für die Erstellung einer Diagnose

Um eine Krankheit zu diagnostizieren greifen tibetische Ärzte auf verschiedene Methoden zurück. Das Patientengespräch, die Beschau der Zunge und des Urins sowie die Pulsdiagnostik gehören zu den wichtigsten Verfahren.

Patientengespräch: Die Ursachen ergründen

Bevor die Untersuchung am Patienten startet, führt der tibetische Arzt üblicherweise ein ausführliches Patientengespräch durch. Dabei stellt dieser spezifische Fragen, die auf die Ursachen der Beschwerden und auf die Symptome sowie deren Frequenz abzielen. Ziel ist es auch herauszufinden, welcher *Nyes pa* vorherrschend ist, oder ob einer der drei *Nyes pa* zurückgedrängt wurde (Gonpo, 2002).

Dauer einer Untersuchung
Die Dauer der Untersuchung bei einem tibetischen Arzt nimmt üblicherweise mindestens 20 Minuten in Anspruch. In komplexen Fällen kann die Konsultation auch 60 Minuten in Anspruch nehmen.

Beschau von Zunge und Urin: Sichtbare Krankheitszeichen deuten

Oft wird der Patient im Laufe des Gesprächs dazu aufgefordert, die Zunge zu zeigen. Ihre Beschaffenheit liefert dem Behandler weitere Hinweise darüber, ob es sich um eine *Wind-, Galle-* oder *Schleimkrankheit* handelt. Beispielsweise ist die Zunge von Menschen mit einer Schleimkrankheit, mit einem grauen und klebrigen Belag überzogen. Auch der Urin liefert wichtige Hinweise über die Ursache und Art der Erkrankung. Ein klarer Urin mit unauffälligem Geruch aber großen Blasen, deutet etwa auf eine Windkrankheit hin (Rabgy, 1986).

Die Zunge und der Urin werden aber nicht immer für die Diagnose beurteilt, sondern je nach Symptomatik begutachtet oder außen vorgelassen. Auch obliegt es der persönlichen Erfahrung des tibetischen Arztes, ob die Beschau von Zunge und Urin notwendig sind oder nicht.

Pulsdiagnostik: Den Gesundheitszustand ertasten

Die gängigste und wichtigste Diagnosetechnik ist die Pulsdiagnostik. Die Pulsdiagnostik kann wie in der westlichen Medizin zur Ermittlung der Herzfrequenz beitragen. In der Regel aber erfüllt sie einen anderen Zweck. Dieser zielt darauf ab, die Gesundheit der inneren Organe zu ermitteln und Störungen in der Kommunikation der Organe untereinander aufzudecken. Dabei ertastet der tibetische Arzt bestimmte Organpulse am rechten und linken Handgelenk oder alternativ an den Ohren. Organe, die untersucht werden, sind zum Beispiel das Herz, die Lungen, die Leber und der Darm. Sowohl die Beschaffenheit des Pulsschlages (zügig, schwach, aufblähend) und der Abgleich zwischen Atemfrequenz und Organpulsschlag liefern Aufschlüsse darüber, um welche Krankheit es sich handelt.

Im Normalfall liegen zwischen der Ein- und Ausatmung fünf regelmäßige Pulsschläge. Bei einer *Gallekrankheit* liegen hingegen zwischen Ein- und Ausatmung in der Regel mehr als fünf Pulsschläge aber sehr zart, so als würde er immer wieder entgleiten (Donden, 1996).

Die richtige Therapie

Nach der Diagnose werden dem Patienten eine oder mehrere Therapien verordnet, die den ganzheitlichen Ansatz der Tibetischen Medizin deutlich widerspiegeln. Behandlungsmethoden sind in vier übergeordnete Bereiche eingeteilt, die im Standardwerk der Tibetischen Medizin systematisch geordnet sind:
• Ernährung
• Lebensweise
• Arzneimittel und
• äußere Heilmethoden

Ernährung: Konstitution und Beschwerden beachten

Nahrungsmittel werden in der Tibetischen Medizin ganz allgemein in kalte und heiße Lebensmittel eingeteilt. Allerdings ist damit nicht die Temperatur einer Speise gemeint, sondern die Wirkkraft (Potenz) eines Nahrungsmittels. Beispiele für kalte Nahrungsmittel sind Orangen, weißer Reis und Schweinefleisch. Hitze erzeugende Lebensmittel sind beispielsweise Eier, Zwiebeln und Erdnüsse.

Zusätzlich werden den Lebensmitteln Eigenschaften, wie etwa leicht oder schwer, ölig und grob, zugesprochen. Auch der Geschmack (süß, sauer, salzig, bitter und zusammenziehend) eines Lebensmittels liefert Anhaltspunkte dafür, ob es für einen Menschen geeignet ist oder nicht (Donden, 1996).

Zum Hintergrund: Ernährungsempfehlungen erfolgen je nach Konstitution, auslösender Ursache der Erkrankung und zur Abmilderung von Beschwerden. Um eine Auswahl aus geeigneten und weniger geeigneten Lebensmitteln zu treffen, sind die Ausprägungen der *Nyes pa* ausschlaggebend.

Die Heilung durch geeignete Lebensmittel unterstützen

Wer beispielsweise einen leichten Überhang an *Galle* hat, sollte heiße und salzige Lebensmittel nur hin und wieder genießen und den Fokus auf kühlende Speisen und Getränke wie Naturjoghurt aus Kuhmilch und kaltes Wasser legen. Wurde hingegen eine *Gallekrankheit* diagnostiziert, sollten Lebensmittel mit einer heißen Wirkkraft sowie salzige Speisen komplett gemieden werden. Dies ist zum Beispiel bei wiederkehrenden Kopfschmerzen und Entzündungen der Fall.

In der Praxis sprechen tibetische Ärzte ihren Patienten gegenüber je nach Art und Schwere der Erkrankung Ernährungsempfehlungen aus. Die Grenzen zwischen der Ernährungslehre als eigenständige Behandlungsmethode und der Ernährung als Bestandteil der Therapie durch Arzneimittel sind fließend: Nahrungsmittel dienen sowohl der täglichen Ernährung und beeinflussen die Gesundheit. Sie werden aber auch im Sinne eines Arzneimittels zu Therapiezwecken eingesetzt.

Lebensweise: Innere Ausgeglichenheit für eine bessere Gesundheit

Empfehlungen zur Lebensweise zielen in der Tibetischen Medizin darauf ab, die drei *Nyes pa* im Gleichgewicht zu halten oder dieses zu fördern. Wer beispielsweise an einer Krankheit durch zu viel *Wind* leidet, sollte seinen Körper möglichst warmhalten und sich mit Menschen umgeben, die dieser gernhat. Bei *Gallekrankheiten* sollte die Umgebungstemperatur nach Möglichkeit kühl sein. Zudem wird dem Menschen Ruhe anempfohlen. Menschen mit einer *Schleimkrankheit* sollten sich hingegen viel an der frischen Luft bewegen. Außerdem wird ihnen der Aufenthalt an warmen Orten ans Herz gelegt (Gonpo, 2002).

Je nach Art und Ausprägung der Erkrankung wird der tibetische Arzt auch danach fragen, ob der Patient regelmäßig meditiert und wie intensiv diese Praxis erfolgt. Möglicherweise empfiehlt er dann einen ausgebildeten *Lama* (Mönch oder Priester) oder eine *Anni* (Nonne) aufzusuchen, der oder die dem Erkrankten zusätzlich in bestimmte meditative Übungen einführt, die den Genesungsprozess unterstützen. Einige tibetische Ärzte verfügen zudem über eine Doppelausbildung als Arzt und als *Lama* bzw. als *Anni*.

Arzneimittel: Nahrungsmittel, Heilpflanzen, Mineralien und tierische Substanzen

Jedes Lebensmittel, jede Pflanze, jedes Mineral und jedes tierische Produkt beeinflusst die Gesundheit, egal ob es als Nahrungsmittel oder in Form von Tabletten in den Organismus gelangt.

Tibetische Ärzte haben über die Jahrhunderte beobachtet, dass einige Substanzen besonders wirksam sind, wenn die Einnahme in größeren Mengen für einen bestimmten Zeitraum regelmäßig erfolgt. Ein Lebensmittel wird beispielsweise dann zu einem Arzneimittel, wenn es ausschließlich zur Linderung oder Heilung von Beschwerden eingesetzt wird. Ein Beispiel hierfür ist Muskatnusbutter. Die Muskatnuss ist ein Gewürz zum Verfeinern von Gerichten. Wird das Gewürz in einer hohen Dosierung zusammen mit Butter regelmäßig verzehrt, lindert es erfahrungsgemäß *Windkrankheiten* (Gonpo, 2002).

Medizinische Butter ist eine von mehreren Arzneimittelzubereitungen, die in den *Vier Leitfäden* aufgeführt sind. Suppen, Sirupe, Pulver, Tabletten (Pillen) und Zäpfchen sind weitere Beispiele für gängige Arzneimittelzubereitungen (Gonpo, 2002).

In der Praxis kommen Tabletten am häufigsten zum Einsatz. Sie lassen sich in größeren Mengen herstellen, sind einfach zu dosieren und verfügen über eine vergleichsweise lange Haltbarkeit. Hauptbestandteile der Tabletten sind Heilpflanzen. Sie können aber auch Lebensmittel, Mineralstoffe und tierische Substanzen enthalten. Eine Besonderheit der Heilpflanzen-Tabletten besteht darin, dass üblicherweise ganze, pulverisierte Pflanzenteile für die Herstellung dienen, und keine Auszüge, wie dies in der westlichen Medizin üblich ist. Aus diesem Grund werden oft nur kleinste Mengen der wirksamen Pflanzenteile verwendet, die mithilfe eines Bindemittels (zum Beispiel Bierhefe) eine feste und schluckfähige Konsistenz erhalten (Dash, 1994).

Tibetische Arzneimittel entfalten ihre Wirkung erst nach und nach. Dafür haben viele erfahrungsgemäß einen langanhaltenden Effekt auf die Gesundheit sowie eine gute Verträglichkeit. Eine Akutmedizin ist die Tibetische Medizin aber nicht. Sie ist darauf ausgelegt die Gesundheit in ein natürliches Gleichgewicht zu bringen, Krankheiten vorzubeugen und kann bei leichten bis mittelschweren Beschwerden sowie chronischen Erkrankungen helfen.

Tibetische Präparate enthalten mindestens drei verschiedene Substanzen

Ein tibetisches Arzneimittel besteht üblicherweise aus einer Kombination aus mindestens drei Heilpflanzen oder anderen Stoffen. Die erste Heilpflanze ist für die Hauptwirkung des Arzneimittels zuständig, die Zweite soll die Hauptwirkung unterstützen und der Zweck der dritten Pflanze ist die Aufhebung eventueller Nebenwirkungen. Die meisten Tablettenrezepturen enthalten zwischen sieben und 35 verschiedene Substanzen. In Einzelfällen werden sogar mehr als 100 verschiedene Stoffe verarbeitet. Dann handelt es sich zumeist um sogenannte „Juwelenpillen", die selten und bei spezifischen Erkrankungen zum Einsatz kommen können.

Äußere Heilmittel: Massagen und Wechselduschen

In der Tibetischen Medizin sind zahlreiche Äußere Heilmittel bekannt. Sie reichen von Kälteanwendungen mit kaltem Wasser, Eisbaden, Schröpfen oder Wechselduschen über Massagen, Aderlass bis hin zu Hitzeanwendungen durch heiße Kompressen oder Moxabustion (Brennen). Die Moxabustion von Kräuterkegeln auf der Haut, ist im Westen kaum bekannt. Das Verfahren wird niemals leichtfertig und nur von erfahrenen tibetischen Ärzten angewendet (Men-Tsee-Khang, 1997). Das häufigste äußere Heilmittel ist jedoch die Inhalation von Dämpfen durch Räucherstäbchen. Räucherstäbchen werden oft zur unterstützenden Behandlung von *Winderkrankungen* eingesetzt. Sie sind aber auch ein beliebtes Mittel zum Erhalt und der Förderung des Gleichgewichts der Gesundheit von Körper und Geist.

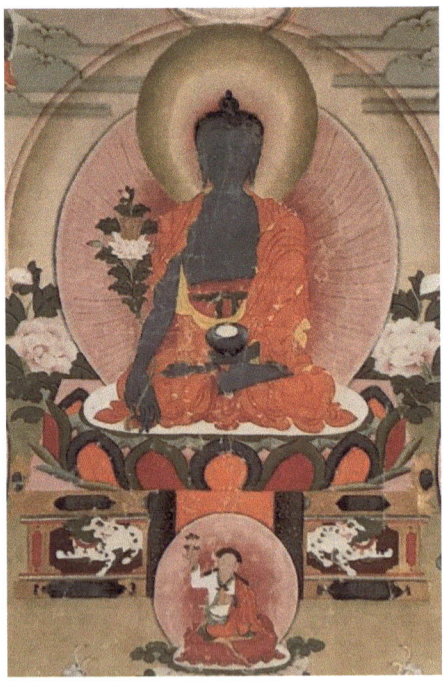

Buddha Sakyamuni, dargestellt als Medizinbuddha,
darunter Yuthog Yontan Gonpo

Zehn wichtige tibetische Heilpflanzen

Heilpflanzen bilden in der Tibetischen Medizin die wichtigste Basis für die Herstellung von Arzneimittel. Jede dieser Heilpflanzen verfügt über individuelle Eigenschaften und sie werden wie in der westlichen Phytotherapie zur Vorbeugung, Linderung oder Heilung bestimmter Beschwerden und Krankheiten eingesetzt.

Bekannt sind mindestens 600 verschiedene tibetische Heilpflanzen, von denen einige besonders häufig in tibetischen Arzneimitteln enthalten sind. Zehn dieser Heilpflanzen werden in diesem Kapitel vorgestellt.

Der Lebensraum tibetischer Heilpflanzen erstreckt sich vom Hochgebirge bis in subtropische und tropische Gebiete. Einige dieser Pflanzen sind bis heute kaum erforscht, z.B. Salomonssiegel (*Polygonatum cirrhifolium*). Zu anderen liegen inzwischen vielfältige Informationen zu den Eigenschaften, Inhaltsstoffen, Wirkungen sowie Warnhinweisen vor. Beispiele sind Amla, Granatapfel, Kardamom und Sanddorn.

Bei der Betrachtung häufig eingesetzter tibetischer Heilpflanzen fällt zudem auf, dass sie auch in anderen Medizinsystemen bedeutsam und zudem im Westen bekannt sind: Kardamom, Granatapfel, Muskatnuss, Gewürznelken und Sanddorn sind Beispiele für Pflanzenstoffe, die zu medizinischen Zwecken oder als Gewürz sowohl in der Tibetischen Medizin und in westlicher Naturheilkunde eingesetzt werden. In einigen Fällen überlappen sich auch die Anwendungsgebiete in tibetischer und westlicher Phytotherapie. Dies ist beispielsweise bei der Färberdistel, dem Kardamom und dem Sanddorn der Fall.

Carthamus tinctorius

ཕུར་གུར་གུམ།

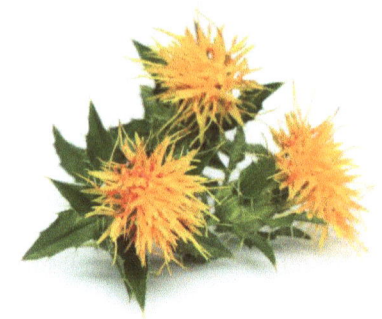

Deutscher Name: Färberdistel
Tibetischer Name: Dum.gur.gum
Verwendete Pflanzenteile: Blüten
Potenz: kühl

Färberdistelblüten werden in der Tibetischen Medizin ein breites Anwendungsspektrum zugesprochen, das von Erkrankungen der Leber bis hin zu Atemwegsbeschwerden reicht. Färberdistelblüten sind in mehr als jedem zweiten tibetischen Arzneimittel enthalten und dienen auch als Ersatz für den kostenintensiveren Safran, der auf Tibetisch *Gur.gum* heißt.

Weltweiter Einsatz der Färberdistel

Die Färberdistel wird in verschiedenen Medizinsystemen weltweit verwendet. Neben den Blüten, kommen auch das Samenöl (Distelöl), die Samen, die Früchte und die Blätter zu Medizinzwecken zum Einsatz. In der Tibetischen Medizin werden allerdings ausschließlich die Blüten verwendet.

Farbstoffe mit Radikalfängereigenschaften

Die Blüten der Färberdistel, auch Saflor genannt, enthalten verschiedene Polyphenole, von denen die wichtigsten die Farbstoffe Carthamin (Saflorrot) und verschiedene Hydroxysafflorgelb-Verbindungen (z.B. Hydroxysafflorgelb A und Saflorgelb A) sind. Sowohl Carthamin und die Hydroxysafflorgelb-Verbindungen verfügen über Radikalfängereigenschaften. In Zell- und Tieruntersuchungen zeigt Carthamin Radikalfänger-Eigenschaften und wirkt neuroprotektiv (Choi, et al., 2010; Hiramatsu, et al., 2009). Hydroxysafflorgelb-Verbindungen wirken der Oxidation von LDL-Cholesterin entgegen. LDL-Cholesterin ist an der Entstehung von Atherosklerose und anderen chronisch-degenerativen Erkrankung beteiligt. Weitere mögliche präventive Wirkungen der Hydroxysafflorgelb-Verbindungen sind die Vorbeugung von Alzheimererkrankungen und eine vorzeitige Zellalterung (Bacchetti, et al., 2020). In der Behandlung könnten die Inhaltsstoffe weitere Beiträge leisten, z.B. zur (Yan, et al., 2020):

- Gewichtsabnahme
- Verbesserung des Glucosestoffwechsels
- Verbesserung der Leberfunktion
- Verringerung des oxidativen Stresses in den Leberzellen
- Zunahme antioxidativer Enzyme im Leber- und Fettgewebe

Weitere Inhaltsstoffe in den Färberdistelblüten sind Quercetin, Epicatechin, Cholorogensäure, Syringasäure und Gallussäure, Sterole, Erytro-Alkane und Fettsäuren (Delshad, et al., 2018).

Polyphenole: verschiedene Substanzen mit Schutzwirkungen für die Pflanze

Eine Gruppe innerhalb der sekundären Pflanzenstoffe bekleiden die Polyphenole. Polyphenole sind wiederum eine große und verschiedenartige Substanzgruppe, die natürlicherweise in allen Pflanzen vorkommt. Beispiele für polyphenolische Verbindungen sind Flavonoide, Flavone, Flavonole, Isoflavone, Tannine, Lignane, Lignine und Anthocyane. Hinsichtlich des Aufbaus und der Wirkweisen unterscheiden sich Polyphenole zum Teil stark. Zwar sind Polyphenole für Pflanzen nicht lebensnotwendig, sie erfüllen aber bestimmte Funktionen und schützen sie beispielsweise vor UV-Strahlung und intensivem Licht oder sorgen für mechanische Festigkeit. Als kleinsten gemeinsamen Nenner verfügen Polyphenole über antioxidative Wirkungen (Scharl, et al., 2017). Weitere Wirkungen unterscheiden sich im Detail, wobei viele dieser pflanzlichen Substanzen entzündungshemmend und krebsvorbeugend wirken. Zudem verringern sie durch die antioxidativen Eigenschaften oft die Oxidation von LDL-Cholesterin (engl.: Low-densitiy lipoprotein: Lipoprotein mit niedriger Dichte) und Fettablagerungen (Plaques) in Blutgefäßen. Dadurch können sie der Arteriosklerose-Entstehung bis zu einem gewissen Grad vorbeugen (Bäumler, 2007). Andere Polyphenole wie z.B. Gerbstoffe (z.B. in Granatapfel, Chebulische Myrobalane) verfügen über Schleimhaut abdichtende und keimhemmende Eigenschaften, das Flavonoid Quercetin (z.B. in Färberdistelblüten, Amla) übt hingegen regulierende Wirkungen auf das Immunsystem aus und mildert Entzündungen ab. Wieder andere Polyphenole, genauer Anthocyane (z.B. in Granatapfelkernen, Sanddorn), können das Entzündungsgeschehen bei der chronisch entzündlichen Darmerkrankung Colitis ulcerosa herabsetzen (Scharl, et al., 2017).

Anwendungsgebiete in der Tibetischen Medizin

Die Färberdistel wird gegen Lebererkrankungen eingesetzt, besonders gegen *mChin-nad.leb.rGan* (Aussprache: *Tshin.nä.leb.Gän*; auf Deutsch: Leberfieber) verwendet (*dGa'-ba'i-rDo-rje*, 2002). Diese Störung wird zumeist durch den übermäßigen Konsum von Alkohol und Salz oder saure Lebensmittel ausgelöst.

Auch eine dauerhafte körperliche Überbelastung kann die Entstehung von Leberfieber begünstigen. Wichtigstes Symptom sind Druckschmerzen im rechten Oberbauch, die sich bei körperlicher Anstrengung und dem Konsum von Alkohol verstärken. Begleitsymptome können Fieber, gerötete Augen, Reflux (saures Aufstoßen) und Blähungen sein.

Weitere Anwendungsgebiete der Färberdistelblüten sind (*dGa'-ba'i-rDo-rje*, 2002):

- Bluthochdruck
- Fieber
- Bronchialerkrankungen, als Expektorans (auswurffförderndes Mittel)
- Tonikum bei Müdigkeit und Schwächegefühl

Die Färberdistelblüten in der westlichen Medizin

In der westlichen Phytotherapie wird die Färberdistel in der Volksmedizin eingesetzt. Dort kommt sie als Expektorans, gegen Lungenentzündung, als Abortivum und gegen Krebserkrankungen zum Einsatz. Wissenschaftliche Belege für diese Anwendungsbereiche fehlen jedoch.

Unerwünschte Wirkungen

Bei Einnahmen von Mengen von bis zu 1 Gramm täglich, sind keine unerwünschten Wirkungen zu erwarten (Jänicke, et al., 2003).

Elettaria cardamomum

 སུག་སྨེལ།

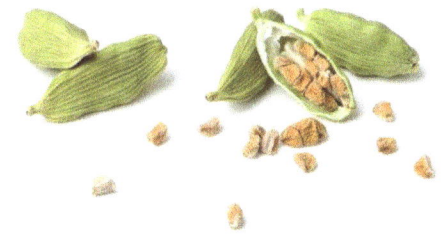

Deutscher Name: Kardamom
Tibetischer Name: Sug.sMel
Verwendete Pflanzenteile: Früchte
Potenz: warm

Kardamomfrüchte kommen in der Tibetischen Medizin bei allen „kalten" Krankheiten zum Einsatz und sollen ein Übermaß an *Wind* und *Schleim* zurück ins Gleichgewicht bringen. Die übergeordnete Wirkweise und die gute Verträglichkeit von Kardamomsamen sind ein Grund dafür, weshalb die Früchte in mehr als jeder zweiten tibetischen Arzneimittelrezeptur enthalten ist (Berling, 2008). Wie in der Tibetischen Medizin werden Kardamomfrüchte auch in der westlichen Phytotherapie zur Appetitanregung und zur Linderung von Verdauungsbeschwerden eingesetzt. Es gibt aber auch Unterschiede: in der Tibetischen Medizin wird die Gewürzpflanze z.B. bei Nierenerkrankungen verwendet (Arya, 2001).

Verdauungsfördernde und keimhemmende Inhaltsstoffe

Kardamomfrüchte speichern zwischen 4 bis 9% ätherische Öle, darunter Cineol, Terpineol und Terpinylacetat. Zudem enthalten die Früchte Hydroxyzimtderivate, Stärke und fettes Öl. Das ätherisch-Öl-Gemisch der Kardamomsamen wirkt entzündungshemmend, krampflösend, schmerzlindernd, antibakteriell und antimykotisch (gegen Pilze) (Ashokkumar, et al., 2020). Außerdem regt der Gesamtextrakt die Magensaftsekretion an (Bildung von Magensaft). Die Einnahme von Kardamomfrüchten oder deren Extrakten wirkt dadurch verdauungsfördernd und mildert die Symptome von Magen-Darmbeschwerden wie z.B. Blähungen, Appetitlosigkeit und Verdauungsschwäche ab (Bäumler, 2007).

Anwendungsgebiete in der Tibetischen Medizin

Kardamomfrüchte werden zur Behandlung aller „kalten" Krankheiten eingesetzt. Dies schließt *Wind- und Schleimkrankheiten* ein und erklärt das breite Anwendungsspektrum (*dGa'-ba'i-rDo-rje,* 2002). Weitere und zumeist allgemein gehaltene therapeutische Einsatzgebiete der Frucht sind (*dGa'-ba'i-rDo-rje,* 2002; Arya, 2001):

- Appetitlosigkeit
- Verdauungsbeschwerden
- Nierenkrankheiten

Kardamomfrüchte in der westlichen Medizin

Kardamomfrüchte und deren Extrakte kommen in der westlichen Phytotherapie bei Magen-Darmbeschwerden, wie z.B. Verdauungsschwäche, Blähungen und Völlegefühl zum Einsatz. Bereits im Jahr 1985 bewertete die sogenannte Kommission E des Bundesinstitutes für Arzneimittel und Medizinprodukte die Wirksamkeit von Kardamomfrüchte zur Behandlung von dyspeptischen Beschwerden (Sammelbegriff für verschiedene Magen-Darmbeschwerden) als positiv (BGA/BfArM, 1985). Auch die Weltgesundheitsorganisation befürwortet die Anwendung von Kardamomsamen bei dyspeptischen Beschwerden, wobei sich Stand der Forschung überwiegend auf experimentelle Untersuchungen und Erfahrungswissen stützt (WHO, 2009).

Unerwünschte Wirkungen

Unerwünschten Wirkungen sind nicht bekannt. Durch die Förderung der Magensaftsekretion sollten Menschen mit Gallensteinen jedoch vor der Anwendung Rücksprache mit einem Arzt halten (BGA/BfArM, 1985). Aufgrund fehlender Unbedenklichkeitsuntersuchungen sollten Schwangere, Stillende und Heranwachsende im Alter unter 18 Jahre auf die therapeutische Einnahme von Kardamomsamen verzichten.

Emblica officinalis

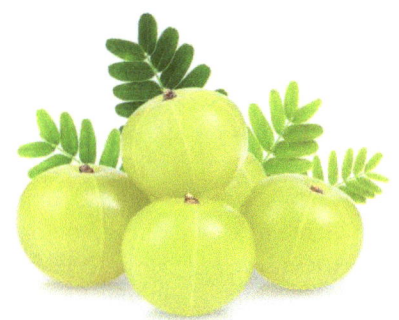

Deutscher Name: Amla
Tibetischer Name: sKyu.ru.ra
Verwendete Pflanzenteile: Früchte
Potenz: kühl

Die Amlafrucht (Indische Stachelbeere) ist eine der drei wichtigsten Früchte in der Tibetischen Medizin: sie wird zur Förderung des körperlichen und seelischen Gleichgewichts im Allgemeinen eingesetzt und zur Ausbalancierung von *Wind, Galle* und *Schleim.* Zudem kommt die Amlafrucht bei zahlreichen organischen und funktionellen Störungen zum Einsatz, die beispielsweise die Leber, die Gallenblase, die Augen und das Blut betreffen. Dass die Wirkungen der Frucht durchaus Potential für die Gesunderhaltung und Linderung von Beschwerden hat, zeigen klinische Studien am Menschen. Sie liefern Hinweise dafür, dass sich eine regelmäßige Einnahme auf die Cholesterinwerte, den Blutdruck und bestimmte Blutzuckerwerte positiv auswirken.

Inhaltsstoffgemisch mit breitem Wirkspektrum

Die Amlafrucht zeichnet sich durch einen hohen Gehalt an sekundären Pflanzenstoffen aus. Sie enthält Gerbstoffe und Flavonoide in unterschiedlichen Konzentrationen, darunter Quercetin, Astragalin und Catechin.

Darüber hinaus ist die Amlafrucht mit einem Vitamin C-Gehalt von bis zu 600 mg pro 100 g besonders reich an dem Nährstoff. Zum Vergleich: die empfohlene Zufuhr beträgt bei erwachsenen Frauen täglich 95 mg, bei Männern sind es 110 mg (Hashem-Dabaghian, et al., 2018; DGE, 2020). Zusammengenommen wirken die Inhaltsstoffe antioxidativ, keimhemmend, immunmodulierend, wundheilungsfördernd und entzündungshemmend (Middha, et al., 2015; Gupta, et al., 2020).

Anwendungsgebiete in der Tibetischen Medizin

Amlafrüchte werden in der Tibetischen Medizin eingesetzt, um die drei *Nyes pa (Wind, Galle* und *Schleim)* im Gleichgewicht zu halten oder sie bei leichter Schieflage zurück in die Balance zu bringen: dies betont die hohe Bedeutsamkeit der Früchte. Sie werden außerdem zur Behandlung von *Schleim-* und *Gallekrankheiten* angewendet (*dGa'-ba'i-rDo-rje,* 2002; Arya, 2001). Weitere therapeutische Anwendungsgebiete der Frucht sind (Tsarong, 1994; *dGa'-ba'i-rDo-rje,* 2002):

- Appetitlosigkeit
- Verdauungsförderung
- zur Entwässerung
- Entzündungen
- Fieber
- Bluterkrankungen
- Leber- und Gallenerkrankungen
- Hals- und Lungenerkrankungen
- Augenkrankheiten
- Haarausfall

Amlafrüchte in der westlichen Medizin

Amlafrüchte sind in der westlichen Phytotherapie bislang noch relativ unbekannt. Durch ihr breites Wirkspektrum und die gute Verträglichkeit könnte sich dies in den nächsten Jahren ändern: Klinische Studien (zum Teil verblindet, randomisiert und placebokontrolliert) liefern erste vielversprechende Ergebnisse dafür, dass die regelmäßige Einnahme den Gesamtcholesterinspiegel, die Triglyceride im Blut und Lipoproteine mit niedriger sowie sehr niedriger Dichte (LDL und VLDL Cholsterin) senkt. Weitere klinische Studien ergaben, dass die Einnahme von Amlafrüchten den Blutdruck und den Langzeit-Blutzuckerwert (HbA1C) bei einem bestehenden Diabetes senkt (Hashem-Dabaghian, et al., 2018). Nach derzeitigem Kenntnisstand können Amlafrüchte zwar keine konventionelle Therapie ersetzen: sie können aber als unterstützende Maßnahme geeignet sein. Amlafrüchte könnten aber noch mehr Potential haben: Untersuchungen an Tieren ergaben u.a., dass die Einnahme die Leberfunktion bei einer Nicht-alkoholischen Fettleber (NAFLD) verbessert (Huang, et al.,

2017). Auch bei Entzündungskrankheiten und oxidativem Stress könnte die Frucht Tierversuchen zufolge helfen. Weitere Anwendungsgebiete werden zurzeit getestet, darunter z.B. Depression, Kopfschmerzen und Migräne, Asthma und Bronchitis (Middha, et al., 2015).

Unerwünschte Wirkungen

Diabetiker und Menschen mit einem erhöhten Cholesterinspiegel, die Medikamente einnehmen, sollten Amlafrüchte nur nach Rücksprache mit dem Arzt einnehmen. Die Einnahme kann eine Senkung des Blutzuckerspiegels bewirken und eine Unterzuckerung auslösen. Da Amlafrüchte viel Vitamin C enthalten und gerbstoffreich sind, könnte ein übermäßiger Verzehr (mehr als fünf Gramm getrocknete Früchte pro Tag) zu einer vermehrten Magensäurebildung führen und die Eisenaufnahme im Darm hemmen. Bei regelmäßigem Verzehr von Amlafrüchten, sollte der Eisenspiegel im Blut regelmäßig kontrolliert werden (Hashem-Dabaghian, et al., 2018). Schwangere und stillende Frauen sollten vorsichtshalber keine Amlafrüchte zu medizinischen Zwecken einnehmen (es fehlen Untersuchungen, die die Unbedenklichkeit belegen).

Hippophae rhamnoides

སྟར་བུ།

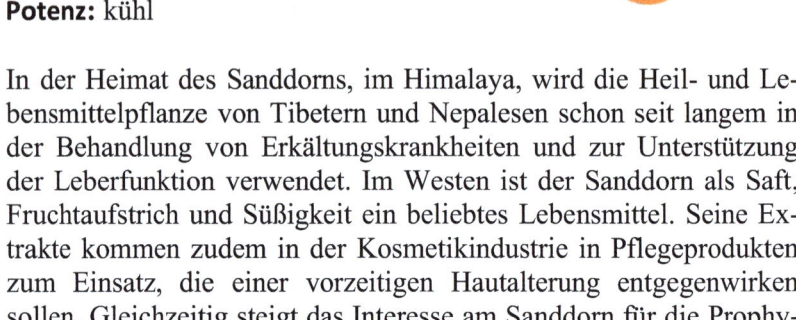

Deutscher Name: Sanddorn
Tibetischer Name: sTar.bu
Verwendete Pflanzenteile: Früchte
Potenz: kühl

In der Heimat des Sanddorns, im Himalaya, wird die Heil- und Lebensmittelpflanze von Tibetern und Nepalesen schon seit langem in der Behandlung von Erkältungskrankheiten und zur Unterstützung der Leberfunktion verwendet. Im Westen ist der Sanddorn als Saft, Fruchtaufstrich und Süßigkeit ein beliebtes Lebensmittel. Seine Extrakte kommen zudem in der Kosmetikindustrie in Pflegeprodukten zum Einsatz, die einer vorzeitigen Hautalterung entgegenwirken sollen. Gleichzeitig steigt das Interesse am Sanddorn für die Prophylaxe und Behandlung von Infektionskrankheiten, als Stärkungsmittel und in der Behandlung von Wunden sowie Verbrennungen.

Reich an sekundären Pflanzenstoffen und Mikronährstoffen

Das Fruchtfleisch des Sanddorns speichert ein umfangreiches Gemisch aus sekundären Pflanzenstoffen mit Flavonoidverbindung wie z.B. Kämpferol, Isorhamnetin und Quercetin sowie Anthocyanen. Letztere verleihen den orangenen Früchten ihre Farbe. Weitere Inhaltsstoffe im Fruchtfleisch sind u.a. Mikronährstoffe (z.B. Vitamin C, B-Vitamine, Carotinoide, Kalium und Magnesium), Fruchtsäuren und Zuckeralkohole. Von besonderem Interesse sind die Flavonoidverbindungen der Sanddornfrucht. Sie wirken oxidativem und nitrosativem Stress entgegen (Ji, et al., 2020). Oxidativer Stress wird durch reaktive Sauerstoffverbindungen ausgelöst, nitrosativer Stress durch Stickoxid: Bei einem Übermaß können die Verbindungen die Zellen des Organismus schneller altern lassen, darunter Haut- und Nervenzellen. Weiterhin regen die Flavonoidverbindungen bei innerer Anwendung die Aktivität des Immunsystems an: so das Ergebnis von Laboruntersuchungen (Mishra, et al., 2008). Zusätzlich trägt auch der hohe Vitamin C-Gehalt in den Sanddornfrüchten zur normalen Funktion des Immunsystems bei. 100 g Sanddornfrüchte speichern zwischen 450 bis 600 mg Vitamin C. Das entspricht der 4 bis 7-fachen Menge der täglichen Zufuhrempfehlung von erwachsenen Menschen (DGE, 2020).

Äußerlich eingesetzt weisen der Gesamtextrakt zudem wundheilungsfördernde, entzündungshemmende, pilzhemmende und antibakterielle Eigenschaften auf (Pundir, et al., 2021). Daher werden sie bei Neurodermitis (atopische Dermatitis) und Schuppenflechte angewendet.

Dass die Kerne der Sanddornfrüchte außerdem fette Öle wie z.b. Linolensäure und Ölsäure enthalten, ist als eine stark komprimierte Aussage zu verstehen. Tatsächlich speichern die Samen fast 200 bioaktive Substanzen, deren Wirkspektrum von antioxidativen und entzündungshemmenden Wirkungen, über Verzögerung der Zellalterung, Infektabwehr, Nerven- und Hautzellschutz, Krebs- und Atherosklerosevorbeugung bis hin zu antidepressiven und leistungssteigernden Eigenschaften reichen. Die meisten dieser Untersuchungen fanden unter Laborbedingungen statt (Zielińska & Nowak, 2017).

Anwendungsgebiete in der Tibetischen Medizin

Sanddornfrüchte werden in der Tibetischen Medizin bei Erkrankungen der Lungen verwendet, insbesondere als auswurffförderndes Mittel und gegen Heiserkeit. Zudem wird es bei einer schwachen Verdauung und Erkrankungen der Leber eingesetzt. Weitere, enger gefasste therapeutische Anwendungsgebiete der Sanddornfrüchte sind (Tsarong, 1994; *dGa´-ba´i-rDo-rje,* 2002):

- *Khrag-Tzad* (Blut-Fieber): Der Störung geht eine Vorerkrankung der Leber voraus, dass entweder durch eine Organschädigung oder durch den Verzehr gesundheitsschädigender Lebensmittel „unreines" Blut bildet. Krankheitszeichen sind erhöhte Körpertemperatur oder Fieber, dunkle Lippen und Haut (vor allem im Gesicht) sowie rötlich-braun verfärbte Augäpfel (Kletter & Kriechbaum, 2001)
- *Khrag.gZer* (Blut-Schmerzen): Auslösende Ursachen für die Beschwerden sind Blutarmut oder zu viel Blut, verunreinigtes Blut sowie Höhenwechsel vom Hochgebirge in die Ebene oder

umgekehrt. Weitere Ursachen können der Verzehr von zu fett-reichen Lebensmitteln sein sowie ein langwieriger, unbehandelter oder unzureichend behandelter grippaler Infekt sein. Patienten mit *Khrag.gZer* leiden unter anhaltenden, pulsierenden Schmerzen im Bereich des Nackens. Manchmal treten die pulsierenden Schmerzen zusätzlich in verschiedenen Bereichen des Körpers auf.

Sanddornfrüchte in der westlichen Medizin

Die Bedeutung von Sanddornfrüchten in westlichen Naturheilverfahren steigt von Jahr zu Jahr. Eingesetzt werden die Früchte zur Vorbeugung von Infektionen und zur Wiederherstellung der Gesundheit nach vorangegangener Erkrankung (innere Anwendung). Äußerlich kommen sie zur Hautpflege, zum Schutz vor Sonnenstrahlen und Hautalterung sowie zur Behandlung von Wunden zum Einsatz. Insgesamt verfügt das komplexe und umfangreiche Inhaltsstoffgemisch über ein hohes Potential in der Vorbeugung, Linderung und Heilung bestimmter Erkrankungen. Allerdings fehlen bislang Studien am Menschen, die die Wirksamkeit belegen. Untersuchungen, die unter Laborbedingungen stattfanden, existieren hingegen häufig (Stand Dezember 2020 (Quelle: PubMed)). Ein Inhaltsstoff, der dabei von besonderem Interesse sein könnte, ist das Flavonol Isorhamnetin. In verschiedenen Zell- und Tieruntersuchungen weist der Pflanzenstoff Herz-, Gehirn-, Gefäß- und Nervenschutzwirkungen auf, des Weiteren Anti-Tumorwirkungen z.B. gegen Lungen-, Gebärmutterhals-, Bauchspeicheldrüsen-, Speiseröhren- und Darmkrebszellen. Zudem wirkt Isorhamnetin entzündungshemmend, antioxidativ, immunregulatorisch, antibakteriell und antiviral, Nieren-, Leberzell- und Lungenzellschützend, gegen Gelenkentzündung, Gicht und die Weißfleckenkrankheit (Vitiligo), reduziert den Abbau von Knochenzellen, soll der Entstehung von Fettleibigkeit sowie Fettleber entgegenwirken sowie vor Hautschäden durch ultraviolette Strahlen schützen (Gong, et al. 2020).

Unerwünschte Wirkungen

Es sind keine unterwünschten Wirkungen bekannt.

Inula racemosa

ས་རུ།

Deutscher Name: Alant
Tibetischer Name: Manu
Verwendete Pflanzenteile: Wurzel
Potenz: neutral bis warm

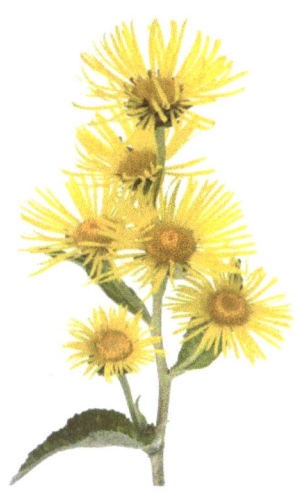

Die Alantsorte (*Inula racemosa*) ist ein enger Verwandter des europäischen Alants (*Inula helenium*): die europäische Sorte gelangte vor Jahrtausenden von Asien nach Europa. Ihr Wurzelstock wird seit der Antike medizinisch z.B. gegen Entzündungen, Atemwegserkrankungen und als natürliches Antibiotikum angewendet (Bäumler, 2007). In der Tibetischen Medizin sind die Anwendungsbereiche des Alants (*Inula racemosa*) ebenfalls breit gefächert. Dort wird ihre Wurzel als eine Art Universalmittel gegen *Galle-* und *Schleimkrankheiten*, Entzündungen und Fieber sowie gegen Verdauungsbeschwerden verwendet (*dGa'-ba'i-rDo-rje,* 2002; Tsarong, 1994).

Keimhemmendes und antioxidatives Inhaltsstoffgemisch

Die Alantwurzel enthält mindestens 13 verschiedene Sesquiterpene, darunter Isoalantolactone und Alantolactone. Sesquiterpene sind eine Gruppe innerhalb der ätherischen Öle und unter Korbblütengewächsen weit verbreitet. Neben den Sesquiterpenen speichert die Wurzel zudem Polyphenole wie Flavonoide, Terpenoide und Phytosterole.

Analysen ergaben, dass die Wurzelextrakte durch die Sesquiterpene und Polyphenole über ausgeprägte antioxidative Eigenschaften verfügen. Antioxidantien beseitigen oder verringern Schädigungen an Zellen, die durch freie Radikale ausgelöst werden. Zudem wirkt der Gesamtextrakt antibakteriell, antiviral, antifungal (gegen Pilze) und senkt erhöhte Blutfettwerte (Mohan & Gupta, 2017).

Anwendungsgebiete in der Tibetischen Medizin

Durch ihre neutrale bis warme Potenz (Wirkkraft laut Tibetischer Medizin) wird die Alantwurzel oft zur Regulierung der Körperfunktionen und zur allgemeinen Behandlung von *Galle-* und *Schleimkrankheiten* angewendet (Arya, 2001). Die Heilpflanze kommt aber auch zur Behandlung spezifischer Erkrankungen zum Einsatz. Zu den wichtigsten gehören (Tsarong, 1994; Bista & Bista, 2005; *dGa'-ba'i-rDo-rje,* 2002):

- *Khrag.rLung* (Blut-Wind): Die Krankheit wird durch ein gestörtes Kräfteverhältnis der Windverteilung im Körper verursacht. Dadurch wird das Blut zu stark durch den Körper „getrieben" und es kommt zu Beeinträchtigungen des Herzrhythmus. Auf die Dauer belastet die Erkrankung das Gehirn, aber auch alle anderen Organe. Bestehen weitere Erkrankungen können weitere Krankheiten entstehen. Auch Anfallsleiden (nicht näher benannt) sind möglich. Zu den Symptomen gehören Schmerzen unterhalb der Halswirbelsäule, Schlafbeschwerden, Gedächtnisstörungen, Ohrensausen, Kribbelgefühl in Händen und Füßen, gedämpfter Herzschlag aber pochender Pulsschlag, Deprimiertheit und anhaltende Müdigkeit.
- *Bad-Tzad* (Schleim-Fieber): Der Störung geht entweder eine bestehende *Schleimerkrankung* in Kombination mit einem grippalen Infekt voraus oder eine *Galleerkrankung* in Kombination mit einer ansteckenden Fiebererkrankung. Patienten mit *Bad-Tzad* leiden an erhöhter Körpertemperatur oder Fieber.
- Schmerzen
- Blinddarmentzündung
- Stress
- Appetitmangel
- Verdauungsprobleme

Alant in der westlichen Medizin

Die Alantsorte (*Inula racemosa*) wird in der westlichen Heilpflanzenkunde nicht angewendet, sondern die Sorte *Inula helenium*. Sie
wird bei chronischem Husten, entzündeten Bronchien und entzündli-
chem Asthma angewendet. In der Volksmedizin kommt sie innerlich
bei Verdauungsbeschwerden, Harnwegsinfektionen, Menstruations-
beschwerden und äußerlich bei infektiösen Hauterkrankungen sowie
Hautauschlag zum Einsatz (Bäumler, 2007).

Unerwünschte Wirkungen

Durch die enthaltenen Sesquiterpenlactone sind Sensibilisierungen
und allergische Reaktionen durch die Alantwurzel möglich (Hempen
& Fischer, 2001). Schwangere und stillende Frauen sollten ebenso
wie unter 18- jährige vorsichtshalber keine Alantwurzel zu medizinischen Zwecken einnehmen (es fehlen Untersuchungen, die die Unbedenklichkeit belegen).

Myristica fragrans

ཛཱ་ཏི།

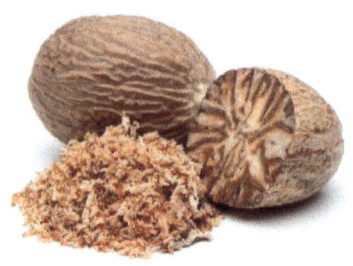

Deutscher Name: Muskatnuss
Tibetischer Name: Dzati
Verwendete Pflanzenteile: Samen
Potenz: warm

Als Heilpflanze gehört die Muskatnuss in der Tibetischen Medizin zu den wichtigsten Arzneien in der Behandlung von *Winderkrankungen (dGa'-ba'i-rDo-rje)*. Genauer wird sie bei seelischen Beschwerden und zur Behandlung von Magen-Darmproblemen eingesetzt. Die Anwendungsbereiche der Baumfrucht überschneiden sich teilweise mit denen der westlichen Phytotherapie. Hierzulande werden die zermahlenen Nüsse jedoch vorwiegend als Gewürz in verschiedenen Gerichten eingesetzt. (Anderle, et al., 2013). Das ist in der Tibetischen Medizin anders: dort steht die Bedeutung der Muskatnuss als Arzneipflanze im Vordergrund.

Ölgemisch mit vielfältigen Wirkungen

Die Muskatnuss speichert in ihren Samen die Fettsäuren Myristinsäure, Trimyristin und Fettsäureglycerid. Zudem enthält sie verschiedene ätherische Öle, darunter Myristicin, Elemicin, Eugenol und Safrol (Bethesda, 2018). Sie verleihen der Muskatnuss ihren typischen nach Moschus duftenden Geruch. Weitere Inhaltsstoffe sind sekundäre Pflanzenstoffe wie Sinapinsäure und konjugierte Sinpoyl-Verbindungen. Sie wirken antibakteriell gegen Staphylococcus aureus und Listeria monoctogens Erreger (D'Souza, et al., 2017). Als Gesamtextrakt wirken die Inhaltsstoffe u.a. antidepressiv, antioxidativ, neuroprotektiv und entzündungshemmend. (Moinuddin, et al., 2012). Die Erkenntnisse basieren auf Labor- und Tieruntersuchungen.

Anwendungsgebiete in der Tibetischen Medizin

Die Muskatnuss wird in der Tibetischen Medizin generell bei einem Verlust von Wärme eingesetzt, die sich durch psychische Veränderungen und Verdauungsstörungen zeigen können. Weiterhin werden die Nüsse gegen *Windkrankheiten* im Allgemeinen angewendet. Weitere Anwendungsgebiete der Muskatnuss sind (Tsarong, 1994; *dGa'-ba'i-rDo-rje,* 2002):

- *sÑing.rLung* (Aussprache: Nyinglung; Herzwind): Das Krankheitsbild wird durch innere Unruhe, ständiges Grübeln und ein Verhalten herbeigeführt, das für die betroffene Person selbst zu Problemen führt. Zu den Symptomen gehören gelegentliche Selbstgespräche, Beantwortung ungestellter Fragen von Mitmenschen, häufiges Weinen und ein ausgeprägter Bewegungsdrang. Weitere Krankheitszeichen können Kopf-, Herz- und Rückenschmerzen sowie Phantomschmerzen in allen Bereichen des Körpers sein.
- *Kalte* Magen- und Lebererkrankungen
- geschwächte und gestörte Verdauung
- Appetitlosigkeit
- Unruhe und Nervosität (als Beruhigungsmittel)
- Schlaflosigkeit

Muskatnuss in der westlichen Medizin

In Deutschland spielt die Muskatnuss in der Volksheilkunde eine Rolle. Dort wird sie innerlich zur Behandlung von Durchfall (mit und ohne Entzündung) und Ruhr, Magenkrämpfe, Blähungen und Erbrechen angewendet. Äußerlich kommt die Muskatnuss bei rheumatischen Beschwerden und Neuralgien (Nervenschmerzen) zur Anwendung.

Unerwünschte Wirkungen

In hohen Dosierungen (mehr als fünf Gramm/Tag) kann die Muskatnuss Halluzinationen auslösen, die vorwiegend Kinder und Jugendliche betreffen. Schwangere und stillende Frauen sollten ebenso wie unter 18-jährige vorsichtshalber keine Muskatnuss zu medizinischen Zwecken einnehmen (es fehlen Untersuchungen, die die Unbedenklichkeit belegen). Von dem Einsatz als Gewürz wird hingegen nicht abgeraten (Abourashed & El-Alfy, 2017).

Punica granatum

 སེ་འབྲུ།

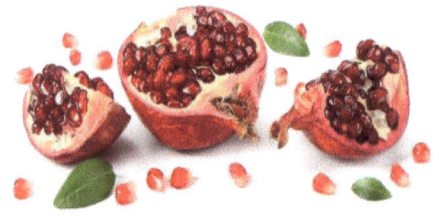

Deutscher Name: Granatapfel
Tibetischer Name: Se.ʹbru
Verwendete Pflanzenteile: Kerne
Potenz: warm

Die Bedeutsamkeit des Granatapfels lässt sich bereits an der Anzahl der gängigen tibetischen Arzneimittelrezepturen ablesen, die mit dem Wort *Se.ʹbru* (Aussprache: Sedu) beginnen: es sind mehr als 50. Sie enthalten Granatapfelkerne als Hauptwirkstoff (Dawa, 2003).

Eingesetzt wird der Granatapfel bei allen *kühlen* Erkrankungen, vor allem gegen ein Übermaß des *Nyes pa Schleim*, das sich oft durch Verdauungsbeschwerden äußert (*dGaʹ-baʹi-rDo-rje,* 2002).

Der Granatapfel wird zur Behandlung von Beschwerden in allen asiatischen Medizinsystemen und der westlichen Phytotherapie eingesetzt. Anders als in der Tibetischen Medizin werden aber in der ayurvedischen Heilkunde, der Traditionellen Chinesischen Medizin und westlichen Phytotherapie nicht immer die Kerne verwendet, sondern oft die Rinde oder die Schalen des Granatapfels.

Pflanzenstoffe für gesunde Zellen und einen geschützten Magen

Granatapfelkerne enthalten sekundäre Pflanzenstoffe, darunter Flavonoidverbindungen, Anthocyane (Pflanzenfarbstoffe), Phenolsäuren wie z.B. Ellagsäure, organische Säuren wie beispielsweise Zitronensäure, Apfelsäure und Vitamin C, Tannin-Gerbstoffe (vor allem Ellagtannine) und verschiedene Fettsäuren (Wu & Tian, 2017).

Die Ellagtannine, Anthocyane und Phenolsäuren verfügen über starke antioxidative und antientzündliche Wirkungen. Dadurch können sie viele freie Radikale abfangen und unschädlich machen. Die Radikalfängereigenschaft soll bis zu viermal höher sein als die von grünem Tee oder Rotwein (Zarfeshany, et al., 2014). Gleichzeitig fördern das Ellagtannin Punicalagin und die Ellagsäure die Bildung des körpereigenen antioxidativ wirkenden Enzyms Glutathion-

Peroxidase. Durch die antioxidativen Wirkungen können Granatapfelkerne und Granatapfelsaft die Oxidation von gefäßschädigendem LDL-Cholesterin vermindern und so das Fortschreiten der Arteriosklerose reduzieren. In ersten Studien am Menschen milderte Granatapfelsaft Entzündungen in Gelenken und am Herzmuskel ab.

Begleitend zu einer konventionellen Therapie bei Prostatakrebs, könnte die begleitende Einnahme von Granatapfelsaft das Tumorwachstum verlangsamen (Thomas, et al., 2014). In Labor- und Tieruntersuchungen wurden außerdem leberschützende, magenschützende und antidepressive Wirkungen nachgewiesen. In wie weit diese Wirkungen auf den Menschen übertragbar sind, müssen zukünftige Studien zeigen. Dies gilt auch für die Wirksamkeit von Granatapfelkernen und Granatapfelsaft z.B. bei Krebserkrankungen.

Anwendungsgebiete in der Tibetischen Medizin

Granatapfelkerne werden bei allen *kühlen* Erkrankungen und *Schleimkrankheiten* eingesetzt. Sie kommen zudem übergreifend bei funktionellen und organischen Beschwerden zum Einsatz. Die wichtigsten sind (Arya, 2001; *dGa'-ba'i-rDo-rje,* 2002):

- Magenkrankheiten
- Lebererkrankungen
- gegen Krankheitskeime
- zur Vorbeugung und Behandlung von (wiederkehrendem) Durchfall
- Appetitlosigkeit
- Anregung der Blutbildung

Granatapfel in der westlichen Medizin

In der westlichen Phytotherapie kommt vorwiegend Granatapfelsaft zum Einsatz. Dieser ist ebenso wie die Granatapfelfrucht ein Lebensmittel und enthält mit Ausnahme der Fettsäuren dieselben Inhaltsstoffe wie die Früchte. Er soll der Entstehung verschiedener Erkrankungen vorbeugen, Beschwerden vermindern oder das Fortschreiten einer Krankheit verlangsamen. Beispiele sind entzündliche Erkrankungen der Leber, Gelenkentzündungen durch rheumatoide Arthritis und Prostatakrebs. Auch bei anderen Krebserkrankungen wie z.B. Brustkrebs könnte der Granatapfel helfen. Zudem soll die Einnahme die Entstehung von Arteriosklerose und Herz-Kreislauferkrankungen vorbeugen (Schilcher, 2016). Die Erkenntnisse beruhen weitestgehend auf Zell- und Tierversuchen sowie wenigen Studien am Menschen. Zukünftig müssen daher groß angelegte Humanstudien den Nachweis für die Wirksamkeit noch erbringen.

Unerwünschte Wirkungen

Unerwünschte Wirkungen sind nicht bekannt (Schilcher, 2016). Menschen, die sich wegen einer Krebserkrankung z.B. einer Chemo- oder Strahlentherapie unterziehen müssen, sollten Rücksprache mit der Ärztin oder dem Arzt halten, ob die Einnahme von Granatapfelprodukten für sie geeignet sind. Die antioxidativen Eigenschaften des Granatapfels könnten die Wirksamkeit der Therapie beeinträchtigen.

Syzygium aromaticum
(Syn.: *Eugenia caryophyllata*)

ལི་ཤི།

Deutscher Name: Nelkenbaum
Tibetischer Name: Li.Śi
Verwendete Pflanzenteile: Blüten/ Gewürznelken
Potenz: warm

Die getrockneten Blüten des Nelkenbaums (Gewürznelken) werden in tibetischen Arzneimitteln eingesetzt, um Beschwerden durch zu viel *Kälte* zu lindern. Besonders effektiv sollen die Blüten in der Behandlung von Störungen und Krankheiten sein, die durch ein Ungleichgewicht des *Nyes pa Wind* ausgelöst werden. Zudem werden Gewürznelken in der Tibetischen Medizin zur Linderung verschiedener Magen-Darmbeschwerden angewendet – Einsatzgebiete, die in der westlichen Phytotherapie derzeit ebenfalls erforscht werden.

Ätherische Öle mit antiseptischer Wirkung

Der wichtigste Inhaltsstoff in den Gewürznelken ist das ätherische Öl Eugenol. Es wirkt antibakteriell. Weitere enthaltene ätherische Öle sind beispielsweise Caryphyllene und Carvacrol. Außerdem enthalten die Blütenknospen Flavonoide wie Crategolsäure, Kämpferol, Rhamnetin, Eugenitin, Eugenin, Ellagsäure, Myricetin und Quercetin sowie den Aromastoff Vanillin (El-Saber Batiha, et al., 2020). Extrakte aus den Gewürznelken und das ätherische Nelkenöl wirken antioxidativ, schmerzlindernd, betäubend und antiseptisch. Zudem unterdrückt Eugenol die Ausschüttung entzündungsfördernder Signalstoffe und Enzyme (z.B. Interleukin-8, Cyclooxygenase), die für Entzündungsreaktionen nötig sind. Weitere Wirkungen vom Eugenol sind u.a. Antitumorwirkung gegen Brustkrebszellen und Vorbeugung von Magengeschwüren bei nachfolgender Behandlung mit dem Schmerzmittel Indometacin (El-Saber Batiha, et al., 2020). Das Auftreten eines Magen-Darm-Geschwürs ist eine mögliche Nebenwirkung durch die Einnahme von Indometacin.

44

Anwendungsgebiete in der Tibetischen Medizin

Gewürznelken werden in der Tibetischen Medizin gegen alle Windkrankheiten und Erkrankungen des „Lebenskanals" eingesetzt. Der Lebenskanal ist ein Vehikel durch den Wind fließt und Lebensenergie im ganzen Körper verteilt (Deane, 2019). Ist dieser gestört, kann der Wind nicht richtig zirkulieren und es kommt zu Symptomen wie Unruhe, Nervosität, Konzentrationsschwäche und Schlafbeschwerden (Arya, 2001). Weitere Anwendungsgebiete der Gewürznelken sind (*dGa´-ba´i-rDo-rje,* 2002):

- Verbesserung der Leberfunktion
- Appetitlosigkeit
- Verdaungsschwäche
- Übelkeit
- Durchfall

Die Gewürznelke in der westlichen Medizin
In der westlichen Phytotherapie ist die Gewürznelke (genauer die getrocknete Blütenknospe) als ein traditionelles Arzneimittel eingestuft. Sie wird zur symptomatischen Behandlung von leichten Entzündungen im Bereich des Mundes und des Halses sowie bei Zahnschmerzen eingesetzt (EMA (b), 2011).

Unerwünschte Wirkungen

Schleimhautreizungen und allergische Reaktionen sind bei der Anwendung von Gewürznelken in sehr seltenen Fällen möglich, wenn eine Überempfindlichkeit gegenüber dem ätherischen Öl Eugenol besteht. Schwangere, Stillende und Heranwachsende unter 18 Jahre sollten keine Nelkenprodukte zu medizinischen Zwecken anwenden (es fehlen Untersuchungen, die eine Unbedenklichkeit belegen (EMA (b), 2011)).

Terminalia bellirica

བ་རུ་ར།

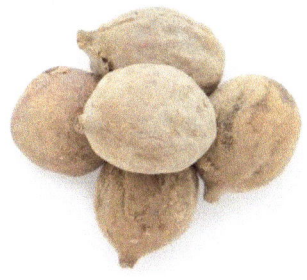

Deutscher Name: Bellerische Myrobalane
Tibetischer Name: Ba.ru.ra
Verwendete Pflanzenteile: Früchte
Potenz: neutral

Die Bellerische Myrobalane wird in der Tibetischen Medizin zumeist in Kombination mit der Chebulischen Myrobalane und dem Amlabaum genannt. Tatsächlich gelten die Früchte dieser drei Heilpflanzen als die bedeutsamsten Pflanzenstoffe überhaupt. Allerdings sind die Früchte der Bellerischen Myrobalane seltener in tibetischen Arzneimittelrezepturen zu finden als die der chebulischen Verwandten und des Amlabaums. Das liegt an dem Wirkspektrum der Früchte: Bellerische Myrobalanfrüchte werden in der Tibetischen Medizin sowohl zur Ausbalancierung der *sNyes.pa* (Wind, Galle und Schleim) eingesetzt, aber auch bei spezifischen Beschwerden wie Fieber und Durchfall angewendet.

Entzündungshemmendes und fiebersenkendes Inhaltsstoffgemisch

Bellerische Myrobalanfrüchte sind besonders gerbstoffreich. Zu deren wichtigsten Komponenten gehören die Gallussäure und Ellagitannine. Außerdem enthält die Frucht phenolische Verbindungen wie Flavonoide sowie Alkaloide.

Zusammengenommen üben die Inhaltsstoffe entzündungshemmende, fiebersenkende und wundheilungsfördernde Wirkungen aus. Außerdem wirken sie auswurffördernd bei Husten (Kumar & Khrana 2018).

Anwendungsgebiete in der Tibetischen Medizin

Die Bellerische Myrobalanfrucht wird bei allen *Windkrankheiten* sowie bei *Schleim-Galle-Kombinationserkrankungen* eingesetzt (*dGa´-ba´i-rDo-rje,* 2002). Weitere Anwendungsgebiete der Frucht sind (*dGa´-ba´i-rDo-rje,* 2002; Arya, 2001):

- *Chu.ser.nag.po* (schwarze Lymphflüssigkeitsstörung): Die Störung wird durch die Vermischung von zu viel Gallenflüssigkeit (hier ist das Organ gemeint) und dem *sNyes.pa Galle* verursacht. Sie reift während der heißen Jahreszeit, wenn eine Person zu viel Sonnenstrahlung oder der Hitze eines Feuers ausgesetzt ist und Alkohol trinkt. Sichtbare Symptome sind kleine, flache Pickel, Juckreiz, Schwellung verschiedener Körperteile (manchmal des ganzen Körpers), Verdunkelung und Aufrauung der Haut sowie Haarausfall von Kopf und Augenbrauen. *Chu.ser.nag.po* breitet sich auf alle Körperteile aus, einschließlich Muskeln, Knochen, lebenswichtige und hohle Organe.
- Haarausfall
- Fieber
- Durchfall
- Augenerkrankungen

Die Bellerische Myrobalanfrucht in der westlichen Medizin
In der westlichen Phytotherapie ist die Bellerische Myrobalanfrucht bislang nicht gebräuchlich.

Unerwünschte Wirkungen

Bislang sind keine unerwünschten Wirkungen bekannt (Kumar & Khrana, 2018).

Terminalia chebula

ཨ་རུ་ར།

Deutscher Name: Chebulische Myrobalane
Tibetischer Name: A.ru.ra
Verwendete Pflanzenteile: Früchte
Potenz: neutral

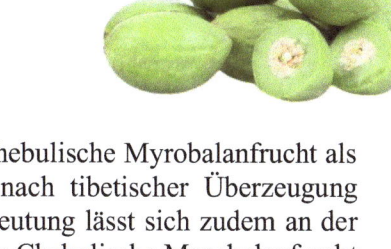

In der Tibetischen Medizin gilt die Chebulische Myrobalanfrucht als Königin aller Arzneien. Sie bringt nach tibetischer Überzeugung Glück und erfüllt Wünsche. Ihre Bedeutung lässt sich zudem an der Häufigkeit ihres Einsatzes ablesen: die Chebulische Myrobalanfrucht ist in 75 Prozent aller tibetischen Arzneimittel enthalten. Keine andere Heilpflanze ist derart häufig in den Präparaten zu finden wie diese (Berling, 2008).

Gerbstoffreicher Keimhemmer

Chebulische Myrobalanfrüchte enthalten mindestens 32% Gerbstoffe, was sehr viel ist. Zum Vergleich: die Rinde der Stieleiche (Quercus robur) speichert zwischen 8-20% dieser Inhaltsstoffe. Weitere Inhaltsstoffe in der Chebulischen Myrobalanfrucht sind Flavonolverbindungen, Triterpene, Mineralstoffe, Vitamin C und Proteine. Die Inhaltsstoffe sind als Gesamtextrakt wirksam und verfügen beispielsweise. über antibakterielle, antifungale (gegen Pilze), antivirale, immunmodulatorische und leberschützende Eigenschaften (Nigam, et al.,2020; Muhammad, et al. 2012).

Anwendungsgebiete in der Tibetischen Medizin

Die Chebulische Myrobalanfrucht wird in der Tibetischen Medizin zur Vorbeugung, Linderung und Behandlung aller Krankheiten eingesetzt (*dGa'-ba'i-rDo-rje,* 2002). Nach tibetisch-medizinischer Vorstellung ist sie die wirksamste Frucht gegen ein Ungleichgewicht der drei *Nyes pa Wind, Galle* und *Schleim.*

Enger gefasst wird die Chebulische Myrobalanfrucht zur Linderung von *Khrag.Tzad* (Blutfieber), Infektionen und zur Wundheilung medizinisch angewendet (Dakpa, 2007). Blutfieber ist eine Erkrankung bei der die Leber durch eine Vorerkrankung oder durch den Verzehr gesundheitsschädigender Lebensmittel „unreines" Blut bildet. Zu den Symptomen gehören erhöhte Körpertemperatur oder Fieber, dunkle Lippen und Haut (vor allem im Gesicht) sowie rötlich-braun verfärbte Augäpfel (Kletter & Kriechbaum, 2001).

Die Chebulische Myrobalanfrucht in der westlichen Medizin

In der westlichen Phytotherapie ist die Chebulische Myrobalanfrucht als eigenständige Heilpflanze bislang kaum bekannt. Indirekt gelangte sie in den vergangenen Jahren dennoch zu einer gewissen Popularität: sie ist ebenso wie in der Tibetischen Medizin auch in der ayurvedischen und Thailändischen Medizin von hoher Bedeutung. In ayurvedischen Arzneimitteln ist die Chebulische Myrobalanfrucht ein Hauptbestandteil des Präparates *Triphala* („Drei Früchte") (Agnihotri, et al., 2020).

Unerwünschte Wirkungen

Durch den hohen Gerbstoffgehalt sind Nebenwirkungen wie Verstopfung und Magen-Darmbeschwerden wie Bauchschmerzen und Übelkeit denkbar (Hempen & Fischer, 2001).

Ausgewählte tibetische Arzneimittelrezepturen

Tibetische Arzneimittel enthalten mindestens drei verschiedene Substanzen. Die erste Substanzgruppe wird für die Hauptwirkung eingesetzt, die Zweite soll die Hauptwirkung unterstützen und die Dritte dient zur Vorbeugung oder Linderung möglicher Nebenwirkungen.

Viele tibetische Arzneimittel sind rein pflanzlich: zum Einsatz kommen getrocknete und gepulverte Heilpflanzenteile. Auszüge aus Heilpflanzen werden nur in seltenen Fällen angewendet. Zudem sind auch Mineralien wie Kalzit-Asche und tierische Substanzen wie Austernschalen für die Herstellung tibetischer Arzneimittel gebräuchlich. Als Faustregel gilt: Je mehr Substanzen ein Präparat enthält, umso häufiger weist es mineralische und tierische Bestandteile auf.

Die meisten tibetischen Arzneimittel bestehen aus zehn bis 20 verschiedenen Substanzen. Sie können aber auch mehr als 100 unterschiedliche Stoffe enthalten, was bei sogenannten *Juwelenpillen* der Fall ist. Juwelenpillen werden traditionell bei besonders schweren Erkrankungen eingesetzt wie z.B. bei Tumoren. Auch zum Umfang der Arzneimittelrezepturen lässt sich eine Richtschnur erkennen: Je schwerwiegender die Ursachen und die Symptome einer Erkrankung sind, umso mehr Substanzen enthält das Präparat: Für eine leichte Unterstützung der persönlichen Konstitution oder bei leichten Beschwerden, kommen Präparate mit wenigen Substanzen zum Einsatz. Mittelschwere bis schwere Krankheiten erfordern nach tibetischer Auffassung mehr Unterstützung, um die Symptome und Ursachen gleichermaßen zu behandeln und die Gesundheit des Menschen nachhaltig zurück ins Gleichgewicht zu bringen.

Welches Arzneimittel der tibetische Arzt verordnet, ist von den Beschwerden und der Konstitution des Patienten abhängig. Die folgenden fünf tibetischen Arzneimittel stellen eine Auswahl gängiger Präparate dar, die bei verschiedensten Beschwerden oder zur Stärkung der Konstitution eingesetzt werden.

1. Samphel Norbu

Zur allgemeinen Stärkung des Körpers, insbesondere der Nerven- und Gehirnfunktion sowie des Bewegungsapparates

Samphel Norbu ist eines der am meisten geschätzten tibetischen Arzneimittel und wird traditionell bei Erkrankungen der Nerven und des Gehirns eingesetzt. Zudem kommt es bei Schmerzen und Entzündungen der Nieren und Gelenke zur Anwendung. Die ursprüngliche Rezeptur des Präparates enthält neben 26 Heilpflanzen fünf tierische Substanzen. Diese werden von vielen tibetischen Ärzten heute aus ethischen- und Artenschutzgründen nicht mehr eingesetzt.

Samphel Norbu (kurz: *Samnor*) bedeutet „Wunscherfüllungsjuwel" und beinhaltet traditionell eine Komposition von 31 verschiedenen Substanzen (Dawa, 2003; Dash, 1994) (alphabetische Sortierung):

Botanischer Name	Deutscher Name	Tibetischer Name	Pflanzenteil
Abelmoschus moschatus	Abelmoschus	*So.ra*	Samen
Amomum subulatum	Großer Kardamom	*Ka.ko.la*	Samen
Aquilaria agallocha und A. sinensis	Mischung aus zwei Aloehölzern	*A.gar 2*	Holz
Bambusa textilis	Bambus(-kiesel)	*Ću.gang*	Silikat
Cassia tora	Senna, Gewürzrinde, Cassia	*Thal.ka.rDo.rJe*	Samen
Cinnamomum cassia	Chinesischer Zimtbaum	*Śing.tza*	Rinde
Crocus sativus/ Carthamus tinctorius	Safran oder Färberdistel	*Gur.gum/ lDum.Gur.gum*	Safran oder Blüten
Cumin cyminum	Kreuzkümmel	*Zi.ra.dKar.po*	Samen
Elettaria cardamomum	Kardamom	*Sug.smel*	Früchte
Emblica officinalis	Amla	*sKyu.ru.ra*	Früchte
Fragaria vesca	Walderdbeere	*,Bri.rTa.sa.,Dzin*	Kraut
Gallstones	Gallensteine vom Ochsen oder Elefanten	*Gi-Wang*	Gallensteine
Glycrrhiza glabra	Süßholzwurzel	*Śing.mNgar*	Wurzel
Herpetospermum pedunculosum	Balsamgurke, Balsambirne	*gSer.me/ gSer.Bye*	Früchte, Samen und Rinde
Inula racemosa	Alant	*Ma.nu*	Wurzel
Moschus moschiterus	Moschus	*gLa.rtsi*	Moschus
Myrtstica fragrans	Muskatnuss	*Dza,.ti*	Samen
Nigella sativa	Schwarzkümmel	*Zi.ra.Nag.po*	Samen

Piper longum	Langer Pfeffer	*Pi.pi.ling*	Früchte
Potamon yunnanese	Krebs	*sDig.Srin*	Krebs
Traditionell (T): *Pteria margartifera* Aktuell (A) : z.B.Crassostera sp. & Ostera sp.	T: Perle A: Austernschalen	*T:Mu.tig* *A:Nya.phyis.btul.ma*	T: Perlmutt A: Austern- schalen
Pterocarpus santalinus	Rotes Sandelholz	*Tsan.dMar*	Holz
Rhinozeros	Nashorn	*bSe.ru,m.* *Śa.ru*	Horn
Santalum album	Weißes Sandelholz	*Tsan.dKar*	Holz
Saussurea lappa	Alpenscharte, Kostus	*Ru.rTa*	Wurzel
Shorea robusta	Salbaum	*sPos.dKar*	Harz
Syzyginum aromaticum	Nelkenbaum	*Li.śi*	Früchte
Terminalia bellirica	Bellerische Myrobalane	*Ba.ru*	Früchte
Terminalia chebula	Chebulische Myrobalane	*A.ru.ra*	Früchte
Zingiber officinale	Ingwer	*sGa.sKya*	Wurzelstock

Rezepturen im Wandel der Zeit

Ein gutes Beispiel dafür wie tibetische Ärzte Rezepturen im Wandel der Zeit verändern, ist der Austausch von echten Perlen durch gepulverte Austernschalen. Die Beschaffung und Verwertung echter Perlen ist zunehmend kostenintensiv. Da tibetische Ärzte jedoch grundsätzlich den Anspruch verfolgen, dass Arzneimittel für jeden bezahlbar sein sollten, werden sie zunehmend durch das preiswertere Austernschalenpulver ersetzt. Dem Erfahrungswissen der Tibeter zufolge hat die Veränderung keine Auswirkungen auf die Wirkweise des Präparates.

Neuere Variationen von *Samphel Norbu* beinhalten oft weniger Zutaten: Sie schwanken zwischen 24-26 Ingredienzien. Gründe hierfür sind, dass tierische Substanzen nur noch selten verwendet werden und tibetische Ärzte bei der Herstellung von Arzneimitteln seit jeher flexibel hinsichtlich der Art und Menge der Komponenten sind, solange das Wirkprofil unberührt bleibt (Blaikie, 2015). Die Zutaten werden zu Tabletten oder Pillen verarbeitet und sollen am frühen Morgen mit heißem Wasser eingenommen werden.

Wirkspektrum der Pflanzen-Inhaltsstoffe

Samphel Norbu enthält durch seine breite Vielfalt der eingesetzten Pflanzenstoffe vielzählige Inhaltsstoffe. Auffällig ist, dass zahlreiche der eingesetzten Arznei-Pflanzenteile reich an ätherischen Ölen und phenolischen Verbindungen wie etwa Flavonoiden sind. Dies gilt z.b. für Aloeholz, Große Kardamomsamen und die Alantwurzel (Chen, et al., 2012; Rao & Rao, 1976; Mohan & Gupta, 2017). Durch die phenolischen Substanzen verfügen viele Heilpflanzen über antioxidative und entzündungshemmende Eigenschaften. Zudem wirken ätherische Öle je nach Zusammensetzung und Konzentration antibakteriell und antifungal (Satyal, et al., 2012; Mohan & Gupta, 2017).

Samphel Norbu enthält zudem Komponenten, die schmerzstillende, krampflösende, beruhigende und angstlösende Eigenschaften haben. Beispiele hierfür sind Cassiasamen und die Adlerholz-Art (Kumar Shukla, et al. 2013; Chen, et al., 2012). Wieder andere Heilpflanzen verfügen über harntreibende Eigenschaften (z.B. Abelmoschussamen) oder sie tragen zum Aufbau von Bindegewebsstrukturen bei (z.B. Bambuskiesel) (Pawar & Vyawahare, 2016). Tierische Substanzen wurden nicht berücksichtigt, da die Verwendung von Moschus oder Bärengalle nicht mehr zeitgemäß ist und zudem von Herstellern tibetischer Arzneimittel, z.B. vom Men Tsee Khang seit 2004 nicht mehr eingesetzt wird.

Besonderheiten des roten Sandelholzes

Der rote Sandelholzbaum unterliegt seit 1995 dem Washingtoner Artenschutzabkommen. Zwar wird das Kernholz in Deutschland vereinzelt angeboten, was aber nicht zu vertreten ist. Nicht nur in seinem Herkunftsland in Indien wird die Heilpflanze um ihre medizinischen Wirkungen geschätzt, sondern auch in Europa. Sein Kernholz ist reich an sogenannten Pterostilbenen. Diese üben in isolierter Form entzündungshemmende, antioxidative und Antikrebs-Wirkungen aus. Dies ergaben die Ergebnisse verschiedener Tieruntersuchungen (Bulle, et al. 2016). Mit Erfolg getestet wurden die Wirkungen der Pterostilbene im Labor oder an Tieren, beispielsweise an Brustkrebszellen, bei Herzkreislauf-Erkrankungen, Erkrankungen der Magen-Darmorgane (Speisröhre, Magen und Dickdarm), der Leber, Bauchspeicheldrüse und Prostata. Zudem wirkte sich die Einnahme der Pterostilbene positiv auf die Blutfettwerte, bei Diabetes und neurologischen Erkrankungen aus. Pterostilbene kommen auch in anderen Pflanzen vor. In großem Mengen ist der Inhaltsstoff in Heidelbeeren (*Vaccinium myrtillus*) zu finden (McCormack & McFadden, 2013).

Einsatz bei Störungen des Nervensystems

Samphel Norbu wird von tibetischen Ärzten verordnet, um die gesunde Funktion des Nervensystems und des Gehirns wiederherzustellen. Genauer kommt das Präparat bei Störungen der sogenannten „weißen Kanäle" (Nervenbahnen?) zum Einsatz. Sie können sich durch Schlafstörungen, Gliederschmerzen und Tremor (Zuckungen) äußern.

Praktische Anwendung

Weitere Anwendungsgebiete von *Samphel Norbu* sind Nierenbeschwerden, Schmerzen und Steifheitsgefühle im unteren Rücken, der Hüfte und der Glieder (Dawa, 2003; Dash, 1994; Tsarong, 1986).

Einige Tibetische Ärzte legen das Wirkspektrum des Präparats noch umfangreicher aus und setzen es ein bei (Dash, 1997; Phuntsog 2006):

- Krebserkrankungen im Allgemeinen[3]
- Neurologische Erkrankungen, wie z.B. Nervenschmerzen, Neuromuskuläre Erkrankungen, Gehirnhautentzündung, Bewegungsstörungen durch Hirnschädigung, Sehnerventzündung und nervlich bedingte Muskelkrämpfe

---

[3] Zur Erklärung: Unter tibetischen Ärzten waren Behandlungsverfahren wie Chemo- oder Strahlentherapien bis vor wenigen Jahrzehnten unbekannt. Tumorerkrankungen hingegen schon. Der Einsatz tibetischer Arzneimittel bei Krebserkrankungen beruht daher wie das gesamte Medizinsystem auf Beobachtungen und Erfahrungen. Wenngleich viele tibetische Ärzte für eine integrative Zusammenarbeit und Behandlungsmethoden offen sind, so obliegt es immer noch dem Wunsch der Patientin oder des Patienten, wie eine Krankheit behandelt wird. Tibetische Ärzte verfügen über eine umfangreiche Ausbildung. In der Regel empfehlen sie ihren Patienten ab einem bestimmten Status einer Erkrankung dringend, sich in schulmedizinische Behandlung zu begeben und die Tibetische Medizin als Unterstützung anzuwenden.

- Rheumatische Erkrankungen, beispielsweise Gicht, rheumatoide Arthritis und Osteoporose (als eigenständige Erkrankung und als Folge einer rheumatischen Erkrankung)
- Andere entzündliche Erkrankungen, wie Gelenkentzündungen, Sehnenscheidenentzündung
- Chronische Hauterkrankungen inklusive Lepra

Stand der Forschung
Die Anwendung von *Samphel Norbu* basiert auf überliefertem Erfahrungswissen und Beobachtungen. Wissenschaftliche Untersuchungen zur Effektivität sowie zu möglichen unerwünschten Wirkungen wurden bislang noch nicht durchgeführt. Da viele Inhaltsstoffe der enthaltenen Pflanzenstoffe die These stützen, dass das Präparat das Nervensystem beeinflusst, wäre die Durchführung von klinischen Studien wünschenswert.

Einigen Erfahrungsberichten oder persönlichen Einschätzungen tibetischer Ärzte zufolge, könnte das Präparat die Symptome von Alzheimererkrankungen und Parkinson lindern. Wissenschaftliche Untersuchungen für diese Behauptungen fehlen bislang.

Verfügbarkeit in Deutschland
Das Originalpräparat *Samphel Norbu* ist ausschließlich in Asien (z.B. Tibet) erhältlich. Darüber hinaus basiert das unter dem Produktnamen **TibeVit® No. 1** „*Vitalbalance Plus*" erhältliche Nahrungsergänzungsmittel auf der oben genannten Original-Rezeptur.

2. Basam Menmar

Stärkungsmittel für den herausfordernden Alltag

Basam Menmar ist ein Tonikum und wird bei Müdigkeit und Abge-schlagenheit eingenommen. Menschen, die über einen längeren Zeit-raum krank waren, nehmen Basam Menmar ein, um die alte mentale und körperliche Leistungsfähigkeit zurückzuerlangen.

Basam Menmar bedeutet „medizinische Butter: *Basam*" und ist eine Komposition aus acht verschiedenen Heilpflanzen. Traditionell wird *Basam Menmar* auf der Basis von Butter, Honig und Milch zuberei-tet (Dawa, 2003; Tsarong 1986).

Botanischer Name	Deutscher Name	Tibetischer Name	Pflanzenteil
Terminalia chebula	Chebulische Myrobalane	*A.ru.ra*	Früchte
Terminalia bellirica	Bellerische Myrobalane	*Ba.ru*	Früchte
Emblica officinalis	Amla	*sKyu.ru.ra*	Früchte
Angelica sinensis	Chinesische Engelwurz	*lĆa.ba*	Wurzel
Mirabilis himalaica	Wunderblume	*Ba.sPru*	Wurzel
Polygonatum cirrhifolium	Salomonssiegel	*Ra.mNye*	Wurzel
Tribulus terrestris	Erdstachelnuss	*gZe.ma*	Frucht
Asparagus filicinus	Farnartiger Spargel	*Nye.Śing*	Wurzel

Basam Menmar wird üblicherweise zu einem Pulver verarbeitet. Die Einnahme erfolgt mit heißem Wasser oder heißer Milch.

Einhaltung von Hygienestandards

Der Herstellungsprozess von *Basam Menmar* erfolgt schrittweise und nimmt mehrere Tage in Anspruch. Tibetische Ärzte weisen schon im 18. Jahrhundert schriftlich darauf hin, dass die Herstellung unter bestimmten Schutzvorkehrungen erfolgen soll, um Infektions-krankheiten (*Rims.Nad*) vorzubeugen: Der tibetische Arzt soll wäh-rend des gesamten Herstellungsprozesses den Kontakt zu anderen Menschen meiden, um sich selbst und seine Mitmenschen vor anste-ckenden Erkrankungen zu schützen. Zudem wird ihm oder ihr dringend anempfohlen das Präparat in einer ruhigen, warmen Umgebung herzustellen. Auch die mentale Verfassung des Herstellers ist wichtig: Diese sollte ausgeglichen und frei von negativen Emotionen sein (Norov, 2019). Der Hintergrund zu den Hygienemaßnahmen ist, dass es bei der Verarbeitung tierischer Produkte wie Milch und Butter zu Verunreinigungen kommen kann, die wiederum Infektionserkrankungen auslösen können und dem Patienten dann schaden anstatt ihn zu kräftigen.

Wirkspektrum der Pflanzen-Inhaltsstoffe

Die Pflanzenstoffe in *Basam Menmar* werden von tibetischen Ärzten in zwei Gruppen aufgeteilt. Die erste Gruppe dient zur Ausbalancierung der Konstitution und ist eine Kombination aus der Chebulischen und Belerischen Myrobalanfrucht sowie der Amlafrucht. Sie wirken keimhemmend, antientzündlich und immunmodulierend (Nigam, et al., 2020; Kumar & Khrana, 2018; Middha, et al., 2015).

Die zweite Gruppe setzt sich aus Chinesischer Engelwurzwurzel, Farnartiger Spargelwurzel, Salomonssiegelwurzel, Wunderblumenwurzel und Erdstachelnussfrucht zusammen. In Laborversuchen zeigten sie mit Ausnahme der Salomonssiegelwurzel als Einzelsubstanzen jeweils antitumorale Eigenschaften, etwa bei Leukämie, Leberzellkarzinomen und Melanomen (schwarzer Hautkrebs) (Li, et al., 2018; Linghu, et al., 2014). Die Wurzel des Salomonssiegel ist bislang kaum untersucht, sodass nur wenige Informationen über die Inhaltsstoffe und deren Wirkungen verfügbar sind.

Die Pflanzen-Inhaltsstoffe verfügen aber noch über weitere Eigenschaften, so zeigt etwa die Chinesische Engelwurzwurzel entzündungshemmende, leberschützende und neuroprotektive (Schutz von Nervenzellen und Nervengewebe) Wirkungen, die Erdstachelnussfrüchte können bei erektiler Dysfunktion sowie als Tonikum helfen und die Salomonssiegelwurzel zeigt antifungizide Eigenschaften (gegen Pilze) (Chao & Lin, 2011; Akhtari, et al., 2014; Dong-Mai, et al., 2007).

Wiedererlangung der mentalen und körperlichen Leistungsfähigkeit

Basam Menmar ist ein Stärkungsmittel, das für verschiedene Personengruppen zum Einsatz kommt, die als Gemeinsamkeit einen Überschuss an „Kälte" haben. Die Wirkkraft von *Basam Menmar* ist warm. Daher wird das Präparat oft während der kalten Jahreszeit verordnet. Zudem verschreiben tibetische Ärzte *Basam Menmar* häufig nach längeren oder schweren Erkrankungen, damit der Patient die alte Leistungsfähigkeit zurückerlangt. Weitere Anwendungsbereiche von *Basam Menmar* sind eine geschwächte Konstitution, die sich durch Müdigkeit und Schwäche zeigt, sowie bei Funktionseinschränkungen der Nieren und des Darms (Tsarong, 1986; International Dzogchen Community, 2015).

Praktische Anwendung
In der Praxis wird *Basam Menmar* zur Wiederherstellung der körperlichen und geistigen Leistungsfähigkeit nach vorangegangener Krankheit (Rekonvaleszenz) verordnet, sowie nach Phasen der emotionalen und physischen Überbelastung, etwa durch Stress bei der Arbeit, in der Familie oder durch Umweltbelastungen. Weiterhin kommt das Präparat bei Abgeschlagenheit, Schwächegefühl und Antriebsmangel zum Einsatz.

Stand der Forschung
Die Verabreichung von *Basam Menmar* erfolgt aufgrund der langen Erfahrungen und den Beobachtungen von Behandlern und Patienten gleichermaßen. Studien über die Wirksamkeit und zu möglichen unerwünschten Wirkungen existieren derzeit noch nicht. Durch die Vielzahl an antientzündlich wirksamen Heilpflanzenbestandteilen, die zum Teil immunmodulierende, vitalisierende und tumorhemmende Wirkungen ausüben, wäre es sinnvoll, die Einnahme wissenschaftlich zu überprüfen.

Verfügbarkeit in Deutschland
Basam Menmar ist ausschließlich in Asien erhältlich. Darüber hinaus basiert das unter dem Produktnamen **TibeVit**® **No. 2 „*Energie*"** erhältliche Nahrungsergänzungsmittel auf der oben genannten Originalrezeptur.

3. Norbu 7 thang

**Für starke Abwehrkräfte und prophylaktisch
gegen Atemwegsinfekte**

Norbu 7 thang wird in der Tibetischen Medizin zur Stärkung der Abwehrkräfte und zur Vorbeugung von Atemwegsinfekten eingesetzt. Tibetische Ärzte verordnen das Präparat zudem bei den ersten Anzeichen einer Erkältung und zur Linderung von Fieber. *Norbu 7 thang* ist rein pflanzlich.

Norbu 7 thang (Aussprache: Norbu dün thang) bedeutet auf Deutsch „7 Juwelen". Dabei handelt es sich um ein tibetisches Kombinationspräparat, das sieben verschiedene Heilpflanzen enthält (Dawa, 2003; Dash, 1994):

Botanischer Name	Deutscher Name	Tibetischer Name	Pflanzenteil
Inula racemosa	Alant	*Ma nu*	Wurzel
Tinospora cordifolia	Guduchi	*sLe tres*	Stängel
Rubus niveus	Brombeere	*Kanda ka ri*	Stängel
Zingiber officinale	Ingwer	*sGa sKya*	Wurzelstock
Terminalia chebula	Chebulische Myrobalane	*A ru ra*	Frucht
Terminalia bellirica	Belerische Myrobalane	*Ba ru ra*	Frucht
Emblica officinalis	Amla	*sKyu ru ra*	Frucht

Die medizinisch verwendeten Pflanzenteile werden in getrockneter und gepulverter Form verarbeitet, und als Abkochung (Dekokt) eingenommen. Um ein Dekokt herzustellen, wird das Pflanzenpulver mit kaltem Wasser angesetzt, zum Sieden erhitzt und so lange gekocht bis ¾ des Wassers verdampft ist. Dann wird das Mittel eingenommen. Anders als in der westlichen Heilpflanzenkunde, werden die gepulverten Pflanzenteile des Präparats eingenommen und nicht abgeseiht.

Wirkspektrum der Pflanzen-Inhaltsstoffe

Die meisten Pflanzenstoffe von *Norbu 7 thang* zeichnen sich durch einen hohen Gehalt an Polyphenolen wie z.b. Flavonoide, Gerbstoffe und Phytosterolen aus. Gemeint sind die Alantwurzel, Brombeer-stängel, die chebulische und belerische Myrobalanfrucht sowie die Amlafrucht (Zhang, 2012; Mohan & Gupta, 2017; Muhammad, et al., 2012; Middha, et al., 2015). Sie üben entzündungshemmende, antibakterielle, antifungale (gegen Pilze) und antioxidative Wirkungen aus (Mohan & Gupta, 2017; George, 2014; Hashem-Dabaghian, 2018; Kumar & Khrana, 2018). Antioxidantien beseitigen oder verringern Schädigungen an Zellen, die durch freie Radikale ausgelöst werden. Die Extrakte aus der chebulischen Terminaliafrucht und der Amlafrucht verfügen zudem über immunmodulatorische Eigenschaften (Wirkverstärkung des Immunsystems) (Muhammad, et al., 2012; Hashem-Dabaghian, 2018).

Auch die Inhaltsstoffe der Guduchistängel zeigen immunmodulierende Eigenschaften. Diese Wirkungen gehen vermutlich auf die enthaltenen Kohlenhydratverbindungen (z.b. Syingin und Arabionoglactan) sowie Cordiosid und Cordiofolisosid zurück. Weitere Inhaltsstoffe in Guduchistängeln sind z.B. Alkaloide und Steroide. Die Alkaloide haben blutzuckersenkende Eigenschaften. In Expertenkreisen aus Medizin und Pharmazie wird der Einsatz von Guduchistängeln kontrovers diskutiert, da bislang unklar ist, ob die Heilpflanze die Fruchtbarkeit beeinflusst: Im Tierversuch kam es zu Beeinträchtigungen (BfR, 2013).

Der Ingwerwurzelstock ist reich an einem Gemisch aus ätherischen Ölen, das Oleoresin heißt. Es enthält die Inhaltsstoffe Zingiberol und Zingiberin. Zudem speichert der Wurzelstock Scharfstoffe wie Shoagol und Gingerol. Dadurch wirkt Ingwer antibakteriell und antiviral. Gingerol und Shogaol verfügen weiterhin über antioxidative und entzündungshemmende Wirkungen (EMA, 2011).

Stärkung der Abwehrkräfte und Hilfe bei den ersten Erkältungszeichen

In tibetischen Arzneibüchern wird *Norbu 7 thang* als ein Präparat vorgestellt, das präventiv zur Abwehr von Erkältungen verordnet wird: Konnte beispielsweise der Kontakt zu einer erkälteten Person nicht vermieden werden, dient die Einnahme von *Norbu 7 thang* der Krankheitsvorbeugung.

Zudem erfolgt die Verschreibung des Präparats bei den ersten Anzeichen einer Erkältung oder Bronchitis (mit und ohne Fieber) und sogenannten „Blutkrankheiten" (Dawa, 2003; Dash, 1994). Blutkrankheiten sind ein Sammelbegriff verschiedenster Erkrankungen, die durch ein Ungleichgewicht der *Nyes pa* ausgelöst werden und sowohl lokale sowie systemische Erkrankungen auslösen können. Die Wirkkraft von *Norbu 7 thang* ist leicht kühlend (Dawa, 2003).

Praktische Anwendung
Der praktische Einsatz von *Norbu 7 thang* ist mit den Anwendungsbereichen in der Literatur identisch und erfolgt bei Schnupfen, Bronchitis sowie bei Fieber. Im Zusammenhang mit Erkältungskrankheiten wird es zur Linderung von Symptomen wie Kopfschmerzen, erhöhter Schmerzempfindlichkeit, ungewöhnlichen nächtlichen Träumen, weißem Belag auf der Zunge, schnellem Herzschlag und stark konzentriertem Urin mit gelblich-roter Farbe eingesetzt (National Institute of Traditional Medicine, 2012).

Stand der Forschung
Der Einsatz von *Norbu 7 thang* basiert auf Erfahrungswissen. Wissenschaftliche Untersuchungen zur Effektivität sowie zu möglichen unerwünschten Wirkungen stehen noch aus. Dadurch bedingt, dass zahlreiche der in *Norbu 7 thang* enthaltenen Pflanzenstoffe immunmodulierende und keimhemmende Eigenschaften haben, ist der Einsatz des Präparates zur Vorbeugung und zur unterstützenden Behandlung von Erkältungskrankheiten zumindest denkbar.

Verfügbarkeit in Deutschland
Das Originalpräparat *Norbu 7 thang* ist ausschließlich in Asien erhältlich, z.B. in Indien, Nepal und Bhutan. Darüber hinaus basiert das unter dem Produktnamen **TibeVit®** **No. 3** *„Immunsystem"* erhältliche Nahrungsergänzungsmittel auf der oben genannten Originalrezeptur.

4. Dzati 20

Zur Linderung von mentalem Stress und Nervosität

Dzati 20 wird in der Tibetischen Medizin gegen verschiedene psychische Beschwerden eingesetzt. Sie reichen von depressiven Verstimmungen und Schlafstörungen über Nervosität bis hin zu Konzentrationsschwäche. Die ursprüngliche Rezeptur enthält 19 verschiedene Pflanzenstoffe und eine tierische Substanz. Letztere wird heute aus ethischen Gründen nicht mehr verwendet.

Der tibetische Arzneimittelname *„Dzati 20"* bedeutet „Muskatnuss 20". Er liefert Hinweise auf die Leitsubstanz (Muskatnuss) und die Anzahl der enthaltenen Stoffe. Die originäre Rezeptur von *Dzati 20* beinhaltet eine Komposition aus 19 Heilpflanzen sowie Gallensteinen vom Elefanten. Aus Gründen des Artenschutzes und ethischen Motiven werden Gallensteine jedoch nicht mehr verwendet. *Dzati 20* enthält (ohne Gallensteine) die folgenden Heilpflanzen (Tsarong, 1986):

Botanischer Name	Deutscher Name	Tibetischer Name	Pflanzenteil
Myristica fragrans	Muskatnuss	*Dza,.ti*	Samen
Aquilaria agallocha	Aloeholz	*A.gar*	Holz
Melia composita (M. dubia)	Zedrachbaum/Malabar Neembaum	*Lao*	Rinde
Coriandrum sativum	Koriander	*`u.su*	Früchte
Allium sativum	Knoblauch	*sGog.skyan.Nus.bSreg*	Knoblauch
Amomum subulatum	Großer Kardamom	*Ka.ko.la*	Samen
Elettaria cardamomum	(Kleiner) Kardamom	*Sug.smel*	Früchte
Ferula assa-foetida (F. jeaschkeana)	Stinkassat	*rTsi.bo.che/ Śing.kun*	Harz
Bambusa textilis	Bambus(-kiesel)	*Ću.gang*	Silikat
Terminalia bellirica	Bellerische Myrobalane	*Ba.ru*	Früchte
Terminalia chebula	Chebulische Myrobalane	*A.ru.ra*	Früchte
Emblica officinalis	Amla	*sKyu.ru.ra*	Früchte
Santalum album	Weißes Sandelholz	*Tsan.dKar*	Holz
Pterocarpus santalinus	Rotes Sandelholz	*Tsan.dMar*	Holz

Carthamus tintcorius	Färberdistel	*lDum.Gur.gum*	Blüten
Syzyginum aromaticum (Eugenia caryophyllata)	Nelkenbaum	*Li.śi*	Früchte
Shorea robusta	Salbaum	*sPos dKar*	Harz
Acacia catechu	Gerberakazie	Er.khra.śing/ sTod.dKar	Verkochtes, eingedicktes Kernholz
Geranium sp./ Geranium pratense	Wiesenstorchschnabel	sPor/sPor.Chung/ Li.ga.dur	Wurzel

Dzati 20 wird zu einem Pulver zubereitet. Die Einnahme erfolgt in heißem Wasser, in Brühe, heißer Milch oder mit einem alkoholischen Getränk (Chang) (Tsarong, 1986).

Wirkspektrum der Pflanzen-Inhaltsstoffe

Die enthaltenen Pflanzenstoffe in *Dzati 20* zeichnen sich mehrheitlich durch keimhemmende, entzündungshemmende und antioxidative Wirkungen aus.

Der Leitpflanzenstoff von *Dzati 20* (Muskatnuss-Samen) zeigt in Untersuchungen mit Tieren nervenzellschützende Eigenschaften, die auch auf die Regeneration von Nervenzellen im Gehirn und Rückenmark abzielen (Neuroprotektion). Eine weitere Untersuchung mit Tieren liefert Hinweise darauf, dass der Muskatnussextrakt antidepressiv wirkt (Moinuddin, et al., 2012). Auch für die Inhaltsstoffe im Aloeholz liegen erste Ergebnisse vor, dass sie angstlösende, beruhigende und entkrampfende Wirkungen ausüben (Janey Alam, et al., 2015).

Zahlreiche der enthaltenen Heilpflanzenwirkstoffe sind außerdem reich an ätherischen Ölen. Sie üben ein breites Wirkspektrum aus und beeinflussen u.a.:

- **die Verdauung:** Kardamomfrüchte und Koriandersamen regen den Appetit und die Verdauung an. Sie wirken zudem entblähend und krampflösend (Bäumler, 2007).
- **Infektionen und Entzündungen:** Muskatnuss, großer und kleiner Kardamom, das Harz vom Stinkasat, die Rinde des Malabar-Neembaums, Nelkenfrüchte, rotes und weißes Sandelholz und das Harz vom Salbaum sind Beispiele für Pflan-

zenstoffe, die antiseptische Wirkungen ausüben oder das Wachstum bzw. die Vermehrung von Bakterien und Pilzen herabsetzen. Viele der enthaltenen Pflanzenstoffe wirken zudem entzündungshemmend (D´Souza, et al., 2017; Gonçalves, et al., 2014; Bäumler, 2007).

- **die Wahrnehmung von Schmerzen:** das Harz vom Stinkasat sowie das ätherische Öl der Nelkenfrüchte mildern Schmerzen ab (Bagheri, et al., 2014; Bäumler, 2007).

Eine weitere Gruppe von Heilpflanzen in *Dzati 20* zeichnet sich durch ihren hohen Anteil an Polyphenolen aus. Dies können z.B. Flavonoide oder Gerbstoffe sein. Das Kernholz der Gerberakazie, die chebulische und belerische Myrobalanfrucht sowie die Amlafrucht wirken dadurch entzündungshemmend und antioxidativ (Stohs & Bagchi, 2015; Gupta, et al., 2020; Nigam, et al.,2020; Kumar & Khrana 2018). Auch das Harz des Saalbaums enthält Flavonoide sowie Gerbstoffe und ätherische Öle. Neben den entzündungshemmenden Eigenschaften des Saalbaum-Harzes sind dessen wundheilungsfördernden, antibakteriellen und adstringierenden Eigenschaften hervorzuheben (Debprasad, et al., 2012).

Einsatz bei *Srog-rLung* Beeinträchtigungen
Dzati 20 kommt bei allen *Srog.rLung* Beeinträchtigungen zum Einsatz. Die literarische Übersetzung von *Srog.rLung* (Langform: *Srog.dDzin.rLung*; Aussprache: Sog.dzin.lung) lautet „lebenserhaltender Wind".

Aufgaben des lebenserhaltenden Windes
Nach tibetischer Vorstellung verbindet der lebenserhaltende Wind den Körper mit dem Geist und Energie. Sein Sitz befindet sich am höchsten Punkt des Kopfes und er fließt vom Kopf durch den Hals zur Brust. Dadurch kontrolliert der lebenserhaltende Wind Funktionen wie Schlucken, Atmen, Speichelbildung, Nießen und Schluckauf. Gleichzeitig sorgt der lebenserhaltende Wind für ein klares Bewusstsein, den Intellekt und fördert die Gedächtnisfunktionen. Zudem ist er für die Funktionen der Sinnesorgane unerlässlich.

Srog.rLung Beeinträchtigungen oder Krankheiten sind daher keine einzelne Erkrankung, sondern ein Sammelbegriff. Ihr Ursprung geht immer auf einen Überschuss an dem *Nyes.pa* Wind (*rLung*) zurück. Auslösende Ursachen für *Srog.rLung* Krankheiten sind schwerwiegende seelische Belastungen, beispielsweise ein traumatisches Ereignis, der Verlust eines geliebten Menschen oder Existenznot. Nach tibetischer Vorstellung breitet sich der lebenserhaltende Wind dann in Regionen des Körpers aus, die er normalerweise nicht durchwandert. Dadurch kommt es zu psychischen Symptomen wie Benommenheit, depressiver Verstimmung und im schlimmsten Fall zu Halluzinationen. Verschlimmernd auf die Beschwerden wirken sich anhaltende Ängste, Schlafstörungen und ständiges Grübeln aus. Der betroffene Mensch fühlt sich zunehmend rastlos und gleichzeitig körperlich wie mental geschwächt. Gleichzeitig nehmen depressive Symptome zu sowie Schmerzen in der Herzregion. Wird die zugrundeliegende Störung nicht oder nicht rechtzeitig behandelt, kann sich die *Srog.rLung* Krankheit chronifizieren. Die Wirkung von Dzati 20 zielt daher darauf ab, die Stärke von *Srog.Lung* abzumildern und den überstarken „Wind" zu beruhigen (Darje, 2007).

Praktische Anwendung
Weitere praktische Anwendungsgebiete von *Dzati 20* sind Konzentrationsschwäche, Ein- und Durchschlafbeschwerden, Tinnitus, Nervosität und Reizbarkeit sowie Erschöpfung.

Stand der Forschung
Die Verordnung von *Dzati 20* erfolgt aus Basis der langen Erfahrungen mit dem tibetischen Arzneimittel. Wissenschaftliche Untersuchungen stehen noch aus.

Zwar passen viele der experimentell nachgewiesenen Wirkungen der Pflanzenstoffe zu dem Beschwerdespektrum, ob und in wie weit das Präparat psychische Beschwerden abmildern kann, bleibt abzuwarten. In jedem Fall wäre die Durchführung von klinischen Studien sinnvoll und wünschenswert.

Verfügbarkeit in Deutschland
Das Originalpräparat *Dzati 20* ist ausschließlich in Asien erhältlich. Darüber hinaus basiert das unter dem Produktnamen **TibeVit**® **No. 4** *„Geistige Entspannung"* erhältliche Nahrungsergänzungsmittel auf der oben genannten Original-Rezeptur.

5. ´Bras bu 3 thang

Traditionell zur Stärkung der allgemeinen Konstitution sowie gegen Infektionen und zur Förderung des körperlichen und seelischen Gleichgewichts

´Bras bu 3 thang ist ein tibetisches Arzneimittel, das zur Behandlung von Infektionskrankheiten und zur Förderung des gesundheitlichen Gleichgewichts eingesetzt wird. Es enthält die drei bedeutsamsten tibetischen Heilpflanzen, die über antientzündliche, antioxidative und keimhemmende Eigenschaften verfügen.

Das tibetische Arzneimittel *´Bras bu 3 thang* (Aussprache: Drä bu sum thang) ist ein Kombinationspräparat, bestehend aus drei verschiedenen Heilpflanzen (Dawa, 2003):

Botanischer Name	Deutscher Name	Tibetischer Name	Pflanzenteil
Terminalia chebula	Chebulische Myrobalane	*A.ru.ra*	Früchte
Terminalia bellirica	Bellerische Myrobalane	*Ba.ru*	Früchte
Emblica officinalis	Amla	*sKyu.ru.ra*	Früchte

Die medizinisch gebrauchten Pflanzenteile sind jeweils die Früchte, die in getrockneter und gepulverter Form verarbeitet werden.

Doppeldeutigkeit von *´Bras bu 3 thang*
´Bras bu 3 thang bedeutet „3 Früchte-Formel", wobei das tibetische Wort *Bras bu* zwei Bedeutungen hat. Die erste ist die wörtliche Übersetzung des Begriffes und bedeutet Frucht. Damit ist eine Pflanzenfrucht gemeint, wie zum Beispiel die Amlafrucht (Das, 1979) Die zweite Bedeutung ist eine metaphorische. Mit dem Ausdruck *Bras bu* ist dann das Ergebnis, die Wirkung oder die Konsequenz von Gedanken, Verhalten und Handeln gemeint (Das, 1979): Handelt ein Mensch beispielsweise während einer Erkältungswelle unvorsichtig, kann das an dem Glauben liegen, dass die Infektion ihn schon nicht treffen wird. Steckt sich der Mensch dann aber doch an, so ist die Infektion das Ergebnis seiner Gedanken, dem Verhalten und seines Handelns.

Wirkspektrum der Pflanzen-Inhaltsstoffe

Die chebulische und belerische Myrobalanfrucht sowie die Amla-frucht zeichnen sich jeweils durch einen hohen Gehalt an sekundären Pflanzenstoffen aus. Sie speichern Gerbstoffe z.b. Ellagtannine so-wie Flavonoide in unterschiedlichen Konzentrationen, darunter Quercetin, Astragalin und Catechin (Middha, et al., 2015; Nigam, et al., 2020; Gupta, et al., 2020). Darüber hinaus sind die chebulische Myrobalanfrucht und die Amlafrucht reich an Vitamin C.

Zusammengenommen wirken die Inhaltsstoffe antioxidativ, antibak-teriell, immunmodulierend, leberschützend und entzündungshem-mend (Peterson, et al., 2017).

Anwendung bei Infektionskrankheiten

'Bras bu 3 thang ist ein tibetisches Arzneimittel, das gegen Infekti-onskrankheiten und bei einem Überschuss vom *Nyes pa* Galle zum Einsatz kommt (Dawa, 2003). Welche übertragbaren Erkrankungen genau zu den Anwendungsbereichen von *'Bras bu 3 thang* zählen, wird in der Originalliteratur nicht spezifiziert. Vielmehr handelt es sich um ein Präparat, das von tibetischen Ärzten zur allgemeinen Linderung oder Abheilung von Infektionskrankheiten verordnet wird. Ein Grund hierfür ist, dass den drei Früchten traditionell eine hohe Wirkkraft zugesprochen wird: Sie gelten als die effektivsten und bedeutsamsten Heilpflanzen in der Tibetischen Medizin über-haupt. Dies zeigt sich zum Beispiel daran, dass die chebulische My-robalanfrucht in rund 75% aller tibetischen Arzneimittel enthalten ist. Amlafrüchte werden in mehr als jedem zweiten tibetischen Arz-neimittel verarbeitet und die belerische Myrobalanfrucht ist in mehr als jedem dritten Präparat zu finden (Berling, 2008).

'Bras bu 3 thang wird zudem verabreicht, um das körperliche und seelische Gleichgewicht zu fördern und einen leichten Überschuss des *Nyes pa* Galle herunter zu regulieren (Dawa, 2003). Die Wirk-kraft der chebulischen und belerischen Myrobalanfrucht ist aus tibe-tischer Sichtweise neutral, die der Amlafrucht kühl (*dGa'-ba'i-rDo-rje*, 2002).

Praktische Anwendung
In der Praxis kommt das Präparat z.B. bei Fieber, gegen lokale und systemische Entzündungen und zur Abheilung von verschleppten bakteriellen Infekten oder Virusinfektionen zum Einsatz. Zudem soll es die Leber entlasten und deren Regeneration fördern.

Stand der Forschung
In Studien über *'Bras bu 3 thang* ist überwiegend von dem ayurvedischen Präparatnamen *Triphala* die Rede. Letzteres hat einen höheren Bekanntheitsgrad, wobei die Inhaltsstoffe beider Arzneimittel identisch sind. Lediglich die Namensgebung ist verschieden.

In mehreren Übersichtsartikeln wurde offengelegt, dass *'Bras bu 3 thang* Entzündungen im Darm lindert, den Appetit stimulieren kann, leicht abführende Wirkungen hat und Sodbrennen abmildert (Baliga, et al., 2012). Zudem fördert das Präparat das Wachstum von gesundheitsfördernden Bifidobakterien und Laktobazillen im Darm (Peterson, et al., 2007). Zur Erklärung: zwischen 70 und 80 Prozent aller Antikörper werden im Darm gebildet. Der Darm spielt daher eine große Rolle bei der Abwehr von Infektionen und ist für ein starkes Immunsystem im Allgemeinen von Bedeutung.

Ein weiterer Übersichtsartikel geht auf die Wirkungen von *'Bras bu 3 thang* auf das Immunsystem näher ein. In Laborversuchen zeigte sich, dass die Heilpflanzen immunmodulierend wirken, indem ihre Inhaltsstoffe die Bildung von Abwehrzellen fördern, die für die erste Immunantwort gegen Krankheitskeime verantwortlich sind, z.B. Makrophagen. Gleichzeitig fördern die Inhaltsstoffe die Kommunikation zwischen den Immunzellen indem sie vermehrt bestimmte Signalstoffe bilden, die den Austausch ermöglichen, z.B. Interleukine (Belapurkar, et al., 2014).

Die Studien liefern damit wichtige Anhaltspunkte dafür, dass sich die traditionelle Anwendung von *'Bras bu 3 thang* für bestimmte Erkrankungen auch auf die moderne Wissenschaft übertragen lässt. Hierzu gehören etwa die Linderung von bakteriell und viral verursachten Infektionen im Darm, die Förderung einer gesunden Darmflora sowie die Abmilderung lokaler und systemischer Entzündungen. Da die vorliegenden Untersuchungsergebnisse jedoch bislang auf Labor- und Tieruntersuchungen sowie kleineren Studien am Menschen basieren, müssen groß angelegte Studien am Menschen nun den Nachweis erbringen, dass die ersten und vielversprechenden Ergebnisse auf die Allgemeinheit übertragbar sind.

Verfügbarkeit in Deutschland

'Bras bu 3 thang ist in Deutschland zumeist unter der Bezeichnung *Triphala* als Nahrungsergänzungsmittel erhältlich, z.B. Triphala Bio Pulver Gut Saunstorf, BioNutra® Triphala-Kapseln und **TibeVit® No. 5 „*Triphala* + *C*"** (enthält zusätzlich Sanddorn).

Literaturverzeichnis

Abourashed E & El-Alfy A (2017). Chemical diversity and pharmacological significance of the secondary metabolites of nutmeg (*Myristica fragrans* Houtt.). Phytochem Rev 15(6):1035-56.

Aerzteblatt (2016). CLL: FDA lässt ersten BCL 2-Inhibitor zu. https://www.aerzteblatt.de/nachrichten/66304/CLL-FDA-laesst-ersten-BCL-2-Inhibitor-zu, Zugriff am 07.12.2020.

Akhtari E, Raisi F, Keshavarz M, et al. (2014). Tribulus terrestris for treatment of sexual dysfunction in women: randomized double-blind placebo - controlled study. Daru 22(1):40.

Agnihotri A, Kauer A, Arora R (2020). Oral Ulceration and Indian Herbs: A Scoping Review. Dent J Adv Stud (8):71-9.

Anderle P, Schwarz H, Krüger-Stolp K (2013). Lebens-und Genussmittel – Warenkunde. 2. Aufl. Bildungsverlag EINS, Köln.

Arya PY (2001). Handbuch aller Heilmittel der Traditionellen Tibetischen Medizin. O.W.Barth Verlag. Bern, München, Wien.

Aschokkumar K, Murugan M, Dhanya M, et al. (2020). Botany, traditional uses, phytochemistry and biological activities of cardamom [Elettaria cardamomum (L.) Maton] - A critical review. J Ethnopharmacol 246:112244.

Bacchetti T, Morresi C, Bellachioma L., et al. (2020). Antioxidant and Pro-Oxidant Properties of *Carthamus Tinctorius*, Hydroxy Safflor Yellow A, and Safflor Yellow A. Antioxidants (Basel) 9(2).

Bäumler S (2007). Heilpflanzen Praxis Heute. Urban und Fischer, München.

Bagheri S, Dashti-R M, Morshed A (2014). Antinociceptive effect of Ferula assa-foetida oleo-gum-resin in mice. Res Pharm Sci 9(3):207-12.

Baliga M, Meera S, Mathai B. et al. (2012). Scientific validation of the ethnomedicinal properties of the Ayurvedic drug Triphala: a review. Chin J Integr Med 18(12):946-54.

Belapurkar P, Goyal P, Tiwari-Barua P (2014). Immunomodulatory effects of triphala and its individual constituents: a review. Indian J Pharm Sci 76(6):467-75.

Berling N (2008). Evaluation von Heilpflanzen im Rahmen der Tibetischen Medizin. Dissertation. Berlin.

Bethesda (2018). Nutmeg: Drugs and Lactation Database. National Library of Medicine (US).

BfArM – Bundesinstitut für Arzneimittel und Medizinprodukte (1985). Cardamomi fructus (Kardamomen). Bundesanzeiger: 30.11.1985, Heftnummer: 223.

BfR: Bundesinstitut für Risikobewertung (2013). Gesundheitliche Beeinträchtigungen durch Guduchi-Kräutertees sind möglich - Datenlage ist aber noch unzureichend. https://www.bfr.bund.de.

Bista T & Bista G (2005). Himalayan Doctors and Healing Herbs. Mera Publications. Kathmandu.

Blaikie C (2015). Wish-fulfilling jewel pills: Tibetan medicines from exclusivity to ubiquity. Anthropology & Medicine 22(1):7-22.

Bulle S, Reddyvaria H, nallanchakravarthula V, et al. (2016). Therapeutic Potential of *Pterocarpus santalinus* L.: An Update. Pharmacongn Rev 10(19):43-9.

Chao WW & Lin BF (2011): Bioactivities of major constituents isolated from *Angelica sinensis* (*Danggui*). Chin Med 2:29.

Chen CT, Yeh YT, Chao D et al. (2012). Chemical Constituents from the bark of *Aquilarai sinensis*. Chemistry of Natural Compounds 48:1074.

Choi EM, Kim GH, Lee YS (2010). Carthamus tinctorius flower extract prevents H2O2-induced dysfunction and oxidative damage in osteoblastic MC3T3-E1 cells. Phytother Res 24(7):1037-41.

dGa´-ba´i-rDo-rje (2002). *´Khrungs-dPe-dri-med-Śel-gyi-me-Long*. 3rd edition, Baigin.

D´Souza S, Chavannaver S, Kanchanashri B, et al. (2017). Pharmaceutical Perspectives of Spices and Condiments as Alternative Antimicrobial Remedy. J Evid Based Complementary Altern Med 22(4):1002-10.

Dakpa T (2007). Tibetan Medicinal Plants – An Illustrated Guide to Identification and Practical Use. Paljor Publications, New Delhi.

Daneshkazemi A, Zandi H, Davar A, et al. (2019). Antimicrobial Activity of the Essential Oil Obtained from the Seed and Oleo-Gum-Resin of *Ferula Assa-Foetida* against Oral Pathogens. Front Dent 16(2):113-20.

Darje T (2007). Interview über Ursachen, Symptome und Behandlung von *Srog.rLung* Erkrankungen. Gyalshing, Sikkim.

Das, R. (1979). A Tibetan English Dictionary. 4. Aufl. Motilal Banarsidass, Delhi & Varanasi.

Dash VB, (1994). Pharmacopoeia Of Tibetan Medicine. Indian Books Centre, Delhi.

Dash VB, (1997). Tibetan Medicine: Theory and Practice. Sri Satguru Publications, Delhi

Dawa (2003). Bod-kyi-gSo-ba-Rig-pa-las-sMan-rDzas-sByor-bZo, l-lag-gSang-sGo-`Byed-pa,l-lDe-mig. Rig Drag Publication, New Delhi.

Deane S (2019). rLung, Mind, and Mental Health: The Notion of "Wind" in Tibetan Conceptions of Mind and Mental Illness. Journal of Religion and Health 58:708-24.

Debprasad C, Hemanta M, Paromita B, et al. (2012). Inhibition of NO2, PGE2, TNF-α, and *i*NOS EXpression by *Shorea robusta* L.: An Ethnomedicine Used for Anti-Inflammatory and Analgesic Activity. Evid Based Complement Alternat Med. 2012.

Delshad E, Yousefi M, Sasannezhad P, et al. (2018). Medical uses of *Carthamus tinctorius L.* (Safflower): a comprehensive review from Traditional Medicine to Modern Medicine. 10(4):6672-81.

DGE – Deutsche Gesellschaft für Ernährung (2020). Vitamin C. https://www.dge.de/wissenschaft/referenzwerte/vitamin-c/?L=0, Zugriff, am 28.12.2020.

Donden, Y. (1986): Health Through Balance - An Introduction to Tibetan Medicine. Snow Lion Publications, New York.

Dong X, Fu J, Yin X (2017). Cassiae semen: A review of ist phytochemistry and pharmacology. Mol Med Rep 16(3):2331-46.

Dong-Mei W, Wei Z, Juan-Li L (2007). Study on chemical constituents of Polygonatum cirrhifolium rhizome and their fungicidal activities. Tsinghua Tongfang Knowledge Network Technology.

Dunkenberger T (2019). Heilsubstanzen und Rezepturen der Tibetischen Medizin. Windpferd, Obersdorf.

El-Saber Batiha G, Alkazmi L, Wasef L, et al. (2020). *Syzygium aromaticum* L. (Myrtaceae): Traditional Uses, Bioactive Chemical Constituents, Pharmacological and Toxicological Activities. Biomolecules 10(2).

EMA - European Medicines Agency (2011). Assessment report on *Zingiber officinale* Roscoe, rhizome. London.

EMA (b) - European Medicines Agency (2011). Community herbal monograph on *Syzygium aromaticum* (L.) Merill et L. M. Perry, floris aetheroleum. London

Finckh, E. (1997): Der Tibetische Medizin Baum. Medizinisch Literarische Verlagsgesellschaft, Uelzen.

George B, Parimelazhagan T, Chandran R, et al. (2014). A Comparative Study on in vitro and in vivo Antioxidant Properties of Rubus ellipticus and Rubus niveus. Pharmacologia 5(7):247-55.

Gonçalves L, Valente I, Rodrigues J (2014). An Overview on Cardamonin. J Med Food 17(6):633-40.

Gong G, Guan YY, Zhang ZL, et al. (2020). Isorhamnetin: A review of pharmacological effects. Biomedicine & Pharmacotherapy. 128.

Gonpo YY. rGyud-bShi. (2002): 4th edition, *mTzo-sNgon.*

Gupta A, Kumar R, Bhattacharyya P, et al. (2020). Terminalia bellirica (Gaertn.) roxb. (Bahera) in health and disease: A systematic and comprehensive review. Phytomedicine 77.

Hashem-Dabaghian F, Ziaee M, Ghaffari S, et al. (2018). A systematic review on the cardiovascular pharmacology of Emblica officinalis Gaertn. Cardicovasc Thorac Res 10(3):118-28.

Hempen CH, Fischer T (2001). Leitfaden Chinesische Phytotherapie. Münschen: Urban & Fischer.

International Dzogchen Community (2015). Tibetan Medicine Practice. The Mirror. http://melong.com/tibetan-medicine-practice/, Zugriff am 08.12.2020.

Hiramatsu M, Takahashi T, Komatsu M, et al. (2009). Antioxidant and neuroprotective activities of Mogami-benibana (safflower, Carthamus tinctorius Linne). Neurochem Res 34(4):795-805.

Huang C, Tung Y, Hsia S, et al.: The hepatoprotective effect of Phyllanthus emblica L. fruit on high fat diet-induced non-alcoholic fatty liver disease (NAFLD) in SD rats. Food Funct 2017:8:842-50.

Janey Alam M, Badruddee M, Rahman M (2015). An insight of pharmacognostic study and phytopharmacology of *Aquilaria agallocha.* Journal of Applied Pharmaceutical Science 5(8):173-181.

Jantan I, Haque M, Ilangkovan M, et al.: An Insight Into the Modulatory Effects and Mechanisms of Action of *Phyllanthus* Species and Their Bioactive Metabolites on the Immune System. Front Pharmacol 2019:10.

Ji M, Gong X, Li X, et al. (2020). Advanced Research on the Antioxidant Activity and Mechanism of Polyphenols from *Hippophae* Species—A Review. Molecules 25(4).

Khro-ru-tze-rnam (2003). Bod-kyi-gso-rig-rGyud-bshi`i-byuń-tzul-drań-por-brjod-pa-Gańs-ri´i-chu-rGyun-shes-bya-ba-bshungs-so. Bod-ljoń-mi-dMańs-dpe-sKrun-Khań.

Kletter C & Kriechbaum (2001). Tibetan Medicinal Plants. Medpharm Scientific Publishers, Stuttgart.

Kumar V, Singh R, Mahdi F (2017). Experimental Validation of Antidiabetic and Antioxidant Potential of *Cassia tora* (L.): An Indigenous Medicinal Plant. Indian J Clin Biochem 32(3):323-328.

Kumar N, Khrana S (2018). Phytochemistry and medicinal potential of the Terminalia bellirica Roxb. (Bahera). Indian Journal of Natural Products and Resources 9(2):97-107.

Kumar Shukla S, Kumar A, Terrence M (2013). The probable medicinal usage of Cassia tora: an overview. OnLine Journal of Biological Sciences 12(1).

Latifi E, Mohammadpour A, Fathi-H B, et al. (2019). Antidiabetic and antihyperlipidemic effects of ethanolic *Ferula assa-foetida* oleo-gum-resin extract in streptozotocin-induced diabetic wistar rats. Biomed Pharmacother 110:197-202.

Li X, Yin M, Yang X, et al. (2018): Flavonoids from Mirabilis himalaica. Fitoterapia 127:89-95.

Linghu L, Fan H, Hu Y, et al. (2014). Mirabijalone E: a novel rotenoid from Mirabilis himalaica inhibited A549 cell growth in vitro and in vivo. J Ethnopharmacol 155(1):326-33.

Liu W, Ning R, Chen RN, et al. (2016). Aspafilioside B induces G2/M cell cycle arrest and apoptosis by up-regulating H-Ras and N-Ras via ERK and p38 MAPK signaling pathways in human hepatoma HepG2 cells. Mol Carcinog 55(5):440-57.

McCormack D & McFadden D (2013). Review of Pterostilbene Antioxidant Activity and Disease Modification. Oxidative Medicine and Cellular Longevity.

Men-Tsee-Khang (1997): Fundamentals of Tibetan Medicine. 3ed Edition, New Delhi.

Middha S, Goyal A, Lokesh P, et al. (2015). Toxicological Evaluation of Emblica officinalis Fruit Extract and its Anti-inflammatory and Free Radical Scavenging Properties. Pharmacogn Mag 11:S. 427-33.

Mishra K, Chanda S, Karan D, et al. (2008): Effect of Seabuckthorn (Hippophae rhamnoides) Flavone on Immune System: An In-Vitro Approach. Phytotherapy Research 22(11):1490-5.

Mohan S, Gupta D (2017): Phytochemical analysis and differential *in vitro*-cytotoxicity assessment of root extracts of *Inula racemosa.* Biomedicine & Pharmacotherapy 89(5):781-95.

Moinuddin G, Devi K, Khajuria D (2012). Evaluation of the anti–depressant activity of *Myristica fragrans* (Nutmeg) in male rats. Avicenna J Phytomed 2(2).72.78.

Muhammad S, Barkat A, Khan B. et al. (2012). The morphology, extractions, chemical constituents and uses of Terminala chebula: A review. Journal of medicinal plant research 6(29:4772-4775.

National Institute of Traditional Medicine (2012). Monographs on the Use of Traditional Medicine in PHC. Royal Univerity of Bhutan, Thimphu.

Nigam M, Mishra A, Adhikaria-Devkotoa A, et al. (2020). Fruits of Terminalia chebula Retz.: A review on traditional uses, bioactive chemical constituents and pharmacological activities. Phytother Res 34(10):2518-33.

NN (1999). Preliminary Phytochemical and Antimicrobial Investigations on Melia Dubia Bark. Ancient Science of Life. 19(1).

Norov B (2019). Mongolian Buddhist Scholars' Works on Infectious Diseases (Late 17th Century to the Beginning of the 20th Century). Religions 10 (4).

Pawar A, Vyawahare N (2016). Antiurolithiatic activity of Abelmoschus moschatus seed extracts against zinc disc implantation-induced urolithiasis in rats. J Basic Clin Pharm 7(2):32-8.

Pettit G, Numata A, Iwamoto C (2002). Antineoplastic agents. 489. Isolation and structures of meliastatins 1-5 and related euphane triterpenes from the tree Melia dubia. J Nat Prod 65(12):1889-91.

Poornima B (2009). Comparativ phytochemical analysis of Shroea robusta Gearn (oleoresin) WSR to its seasonal collection. Ancient Science of Life. 29(1):26-8.

Pundir S, Garag P, Dviwedi A, et al. (2021). Ethnomedicinal uses, phytochemistry and dermatological effects of Hippophae rhamnoides L.: A review. J Ethnopharmacol 266.

Phuntsog S, (2006). Ancient Metria Medica. Paljor Publications, Delhi

Rabgay, L. (1986): The Art of Tibetan Medical Urinalysis. New Delhi.

Rapgay, L. (1996): The Tibetan Book of Healing. Pilgrims Publishing, Varanasi.

Rao C, Rao T, Suryapraksam S (1976).Cardamonin and alpinetin from the seeds of Amomum subulatum. Planta Med 29(4):391-2.

Satyal P, Dosoky N, Kincer B. et al. (2012). Chemical compositions and biological activities of Amomum subulatum essential oils from Nepal. Nat Prod Commun 7(9):1233-6.

Scharl M, Rogler G, Biedermann L (2017). Anthocyane, Heidelbeeren und Curcuma: Wirksame Therapeutika bei Darmentzündungen? Schweiz Z Ganzheitsmed 29:137-140.

Schilcher H (2016). Leitfaden Phytotherapie. 5. Auflage, Elsevier, München.

Stohs S & Bagchi D (2015). Antioxidant, Anti-inflammatory, and Chemoprotective Properties of *Acacia catechu* Heartwood Extracts. Phytother Res 29(6):818-24.

Thomas R, Williams M, Sharma H, et al. (2014). A double-blind, placebo-controlled randomised trial evaluating the effect of a polyphenol-rich whole food supplement on PSA progression in men with prostate cancer—the UK NCRN Pomi-T study. Prostate Cancer Prostatic Dis 17(2):180-186.

Tsarong T (1986). Handbook of Traditional Tibetan Drugs. Tibetan Medical Publications. Kalimpong.

Tsarong TJ (1994). Tibetan Medicinal Plants. Medical Publications. Kalimpong.

WHO – World Health Organization (2009). WHO monographs on selected medicinal plants. Volume 4. Geneva.

Wu S & Tian L (2017). Diverse Phytochemicals and Bioactivities in the Ancient Fruit and Modern Functional Food Pomegranate (*Punica granatum*). Molecules 22(10).

Yan K, Wang X, Pan Hui, et al. (2020). Safflower Yellow and Its Main Component HSYA Alleviate Diet-Induced Obesity in Mice: Possible Involvement of the Increased Antioxidant Enzymes in Liver and Adipose Tissue. Front Pharmacol 11.

Zarfeshany A, Asgary S / Haghjoo Javanmard S (2014). Potent health effects of pomegranate. Adv Biomed Res 3.

Zhang SD, Qin JJ, Jin HZ, et al. (2012). Sesquiterpenoids from Inula racemosa Hook. f. Inhibit Nitric Oxide Production. PlantaMed 78:166-71.

Zhu W, Du Y, Meng H, et al. (2017). A review of traditional pharmacological uses, phytochemistry, and pharmacological activities of *Tribulus terrestris*. Chem Cent J 11:60.

Zielińska A & Nowak I (2017). Abundance of active ingredients in seabuckthorn oil. Lipids Health Dis 16.

Über die Autorin

Dr. Nadine Berling verbindet Phytotherapie, Ernährungs-wissenschaften und Medizin. Sie studierte Ökotrophologie und **promovierte in theoretischer Medizin über Tibetische Medizin.**

Zugang zur Tibetischen Medizin erhielt Nadine Berling während ihres Ökotrophologiestudiums an der Hochschule Osnabrück, das in Kooperation mit der UNESCO-Partnerorganisation HimalAsia in Nepal stattfand. Im Herbst und Winter 2001 führte sie ein Praxissemester in der Himalaya-Region Solukhumbu bei dem tibe-tischen Arzt Dr. Sherab Tenzin Barma in Namche Bazaar durch, hospitierte bei dessen Behandlungen und erhielt Unterweisungen über tibetische Heilpflanzen.

Fasziniert von der tibetischen Heilkunde und vielen Fragen startete sie im Sommer 2002 parallel zu ihrem Ökotrophologiestudium mit dem Forschungsprojekt *„Anwendung von Heilpflanzen in der Tibetischen Medizin".* In dem Projekt ging es um die Dokumentation von tibetischem Heilpflanzenwissen (z.B. Nomenklatur, Verbreitung, Anwendung, Inhaltsstoffe). Die Durchführung erfolgte in Nepal und im indischen Bundesstaat Sikkim. Ermöglicht wurde das Projekt durch die Zusammenarbeit mit dem Vorsitzenden von HimalAsia, Dzongsar Ngari Thingo Rinpoche, der Hochschule Osnabrück, Frau Prof. Dr. E. Leicht-Eckardt, sowie durch die **Finanzierung durch die Karl und Veronica Carstens-Stiftung**. Die Ergebnisse veröffentlichte Nadine Berling in Zeitschriften und führte Vorträge in Deutschland durch.

Ende 2004 schloss Nadine Berling das Projekt erfolgreich ab. Es bildete die Grundlage für ihre Diplomarbeit an der Hochschule Osnabrück „Tibetische Medizin – Anwendung und Wirksamkeit von Heilpflanzen am Beispiel Diabetes Mellitus II und regionale Akzeptanz in Sikkim". Wegweisende Einblicke und Informationen erhielt sie von dem tibetischen Arzt Gyatso Bista und Dzongsar Ngari Rinpoche, die ihr Wissen über die Herstellung, Zusammen-setzung und das **Wirkprinzip von tibetischen Arzneimitteln** vermittelten (damals noch unüblich). Für die Durchführung erhielt sie ein **Stipendium von der Carstens-Stiftung**. Inhalte und

Ergebnisse wurden in dem gleichnamigen Buch (Diplomica-Verlag) sowie in einschlägiger Fachliteratur ver-öffentlicht.

2005 startete Nadine Berling mit ihrer Promotionsarbeit über die *„Evaluation von Heilpflanzen im Rahmen der Tibetischen Medizin"* an der Humboldt Universität zu Berlin am Institut für Sozialmedizin, Epidemiologie und Gesundheitsökonomie. In Deutschland wurde es von Frau Prof. Dr. C. Witt und Herrn Prof. Dr. S. Willich betreut – beide leitende Ärzte an der Charitée Berlin. In Indien und Nepal arbeitete Nadine Berling mit den tibetischen Ärzten Dr. Tenzin Darje, Tashi Chümpel und Gyatso Bista zusammen. Für ihre Promotionsarbeit dokumentierte sie zusammen mit Dr. Darje die Untersuchungsergebnisse von mehr als 230 Patienten und deren Therapie. Sie bildeten die Grundlage für die erstmalige Beschreibung von Syndromdiagnosen und die Identifikation sowie das Wirkspektrum von Heilpflanzen, die in den verschiedenen tibetischen Arzneimitteln enthalten sind.

2008 schloss Nadine Berling ihre Promotionsarbeit ab und promovierte zum Doktor rerum medicarum (Doktor der theoretischen Medizin). Ausschnitte aus ihrer Doktorarbeit wurden im Buch *„Heilpflanzen in der Tibetischen Medizin"* (KVC Verlag 2008) veröffentlicht (Neuauflage geplant). Nachfolgend führte sie weitere Projekte über die Tibetische Medizin und tibetische Heilpflanzen durch, darunter eine von der **EU geförderte Machbarkeitsstudie zum Einsatz von tibetischen Heilpflanzen in Deutschland.**

Ab 2010 wandte sich Nadine Berling neben der Tibetischen Medizin und tibetischen Heilpflanzen zudem der westlichen, rationalen Phytotherapie zu und qualifizierte sich als **Ernährungstherapeutin mit Krankenkassenzulassung.**

Heute arbeitet Nadine Berling als Fachautorin sowie als Ernährungstherapeutin. Sie hat zahlreiche Bücher über Heilpflanzen und Ernährungskrankheiten veröffentlicht. Zusammen mit ihrem Partner lebt sie in der Ostseestadt Kiel.